Guía fácil de yoga

Doriel Hall

Guía fácil de yoga

Traducción de Delia Mateovich

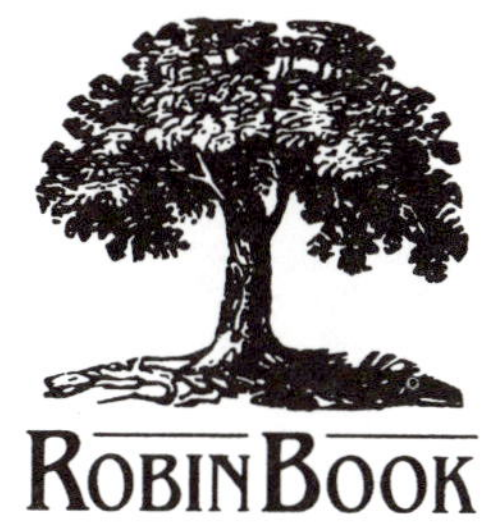

RobinBook

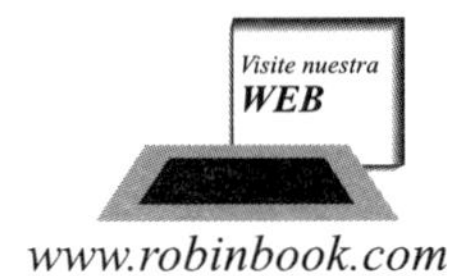

www.robinbook.com

Título original: *Starting Yoga.*

© 1996, Doriel Hall por el texto.
© 1996, Ward Lock por las fotografías.
   First published in the UK by Cassell, London.
© 1997, Ediciones Robinbook, SL.
   Aptdo. 94.085 - 08080 Barcelona.
Diseño cubierta: Regina Richling.
Fotografía: Ward Lock.
ISBN: 84-7927-218-X.
Depósito legal: B-26.137-1997.
Impreso por Limpergraf, c/ del Río, 17, 08291 Ripollet.

Impreso en España - *Printed in Spain*

Primera parte

Introducción

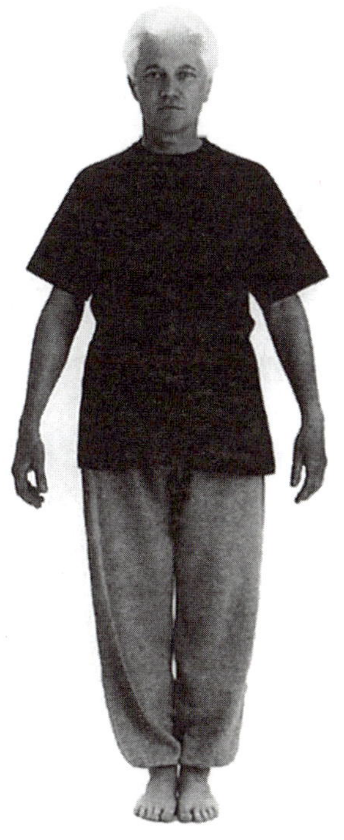

1
¿Qué es el yoga?

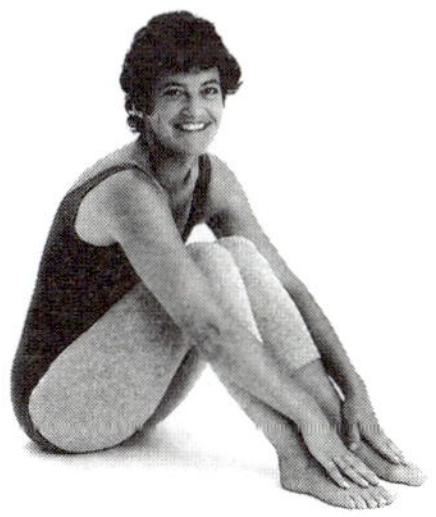

Generar equilibrio y armonía

El yoga nos enseña a generar equilibrio y armonía en todos los aspectos de nosotros mismos y de nuestras vidas. Mente y cuerpo trabajan en forma conjunta. Diferentes aspectos del «cuerpo» –movimiento y respiración– trabajan en forma conjunta. Diferentes aspectos de la mente –concentración y relajación– trabajan en forma conjunta.

Una vez que hemos abandonado ese modo de ser inarmónico, no tardamos en comenzar a notar la diferencia. Afortunadamente, sea cual sea el lugar en que estemos y la causa que nos haya desequilibrado, unos pocos y discretos estiramientos y respiraciones de yoga bastarán para devolvernos el equilibrio. Las personas que disfrutan con el yoga se reconocen unas a otras por su risueña serenidad. ¡Es un buen rasgo distintivo!

El significado de la palabra «yoga»

«Yoga» es una palabra del sánscrito, una de las más antiguas lenguas del mundo, a la que se ha llamado «la madre de todas las lenguas». Está relacionada con la palabra inglesa «yoke» (unión, enlace). El yoga une la mente con el cuerpo, el movimiento con la respiración, la concentración mental con la relajación, la conciencia con la actividad. Esta armoniosa cooperación saca a relucir lo mejor de nosotros en todos los aspectos.

El término «yoga» también está relacionado con la palabra inglesa «conyugal», que describe la «unión entre opuestos complementarios» (como lo son marido y esposa). Mente y cuerpo dependen uno del otro; de lo contrario, ningún organismo vivo podría funcionar. Hasta el organismo más primitivo tiene una estructura (cuerpo) y una inteligencia (mente), por simple e instintiva que sea esa inteligencia. Las mentes humanas son complejas y conscientes.

Nuestra cultura moderna tiende a venerar a la mente a ex-

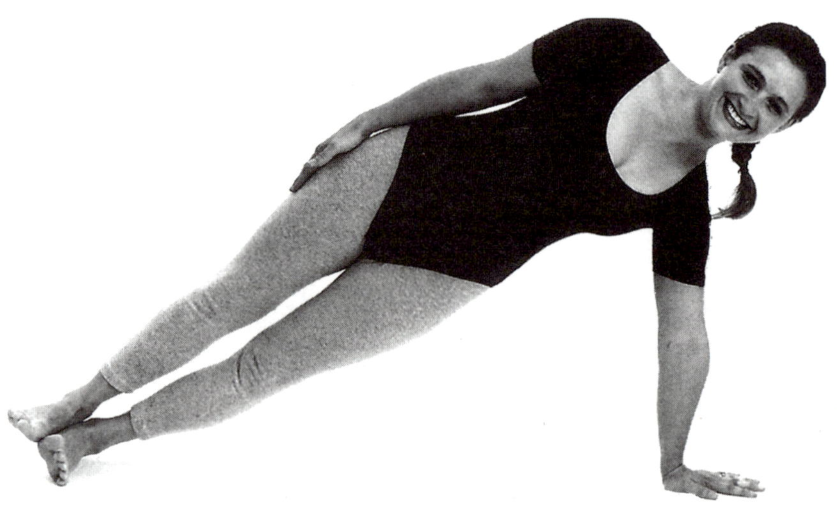

pensas del cuerpo, aunque ambos estén concebidos para ser compañeros en una relación de igualdad. El resultado de este desequilibrio es evidente en todos los síntomas físicos relacionados con el estrés que pueden afectarnos. Desatendemos las necesidades del cuerpo humano hasta que perdemos la salud. Esto es un gran error, pues la salud del cuerpo influye sobre la salud de la mente. Además, ¡necesitamos cuerpos en los que vivan nuestras mentes!

«Yoga» suele traducirse como «unión», como la que se da en un matrimonio. En un buen matrimonio ambos cónyuges se respetan y se valoran uno al otro, y son mutuamente receptivos. Del mismo modo, el yoga enseña a respetar la unidad esencial de cuerpo y mente. Nos convertimos en seres más sanos y completos cuando el cuerpo responde a las sugerencias de la mente y la mente se muestra atenta y sensible a las sensaciones y necesidades del cuerpo.

El objetivo del yoga

El principal objetivo de la práctica del yoga es corregir todo desequilibrio y mantener la armonía: entre las ventajas a corto y largo plazo, entre mirar hacia afuera y mirar hacia adentro, entre el esfuerzo y la relajación, entre la actividad física y la actividad mental.

Nuestro estilo de vida occidental moderno está muy desequilibrado en todos estos aspectos. Siempre actuamos urgidos por la prisa, obligándonos a hacer frente a más y más cosas en un tiempo cada vez menor. La introspección, la relajación y el ejercicio físico no figuran en nuestros programas. No tenemos tiempo para nosotros mismos.

Hasta las actividades físicas que solían ser esenciales para la subsistencia en la actualidad son realizadas por máquinas, con lo cual hacemos muy poco ejercicio (en comparación con nuestros antepasados). En cambio, hacemos trabajar en exceso a nuestras mentes. Las usamos para hacer funcionar las máquinas que nos ahorran tiempo, y empleamos el tiempo ahorrado en más actividad mental.

El yoga es único en el modo en que compensa estos desequilibrios. Nos hace concentrarnos en lo que sentimos en nuestro interior, más que en lo que sucede a nuestro alrededor. Combina la actividad física con la atención mental. Nos enseña a vivir en un estado de esfuerzo relajado, en lugar de hacerlo en arrebatos de energía seguidos por períodos de agotamiento.

La comunicación mente-cuerpo

El cuerpo y la mente se comunican entre sí a través de los sistemas nerviosos sensorial y motor. Nuestros cinco sentidos comunican al cerebro lo que sucede «allí afuera» por medio del sistema nervioso sensorial. El cerebro (el instrumento de la mente, o conciencia) decide entonces cómo responder a esa información y envía sus órdenes a través del sistema nervioso motor. Los nervios sensoriales llevan la información al cerebro por medio de los ojos, los oídos, la nariz, la lengua y la piel. Los nervios motores van desde el cerebro al cuerpo llevando las instrucciones del cerebro.

Podemos no ser conscientes de este proceso, por ejemplo, cuando nos rascamos al sentir picor o ejecutamos complicadas secuencias de movimiento que hemos aprendido previamente, como caminar, hablar o conducir un coche. Por supuesto, también elegimos hacer muchos movimientos conscientemente.

El sistema nervioso autónomo

Entre el cerebro y el cuerpo opera también otro tipo de sistema de comunicación: el sistema nervioso autónomo, que trabaja liberando sustancias químicas en el torrente sanguíneo. Este sistema se divide en dos ramas que tienen funciones complementarias, en forma muy similar a los frenos y el acelerador en un coche. Una rama se ocupa del peligro inmediato y trata de mantener la seguridad del cuerpo. La otra rama se ocupa de la subsistencia del cuerpo a largo plazo, mediante la alimentación, el descanso y la recuperación.

Necesitamos mantener un equilibrio entre estas demandas, pero en el mundo estresante en que vivimos, puesto que nuestras reacciones ante el estrés continuo tienen prioridad, nuestros intereses a largo plazo tienden a ser dejados de lado. Muchos sistemas vitales llegan a estar inhibidos –la respuesta inmunológica, el descanso y la recuperación–, mientras que otros son sometidos a hiperactividad y agotamiento.

El aspecto de seguridad del yoga

La conciencia interior del cuerpo que se desarrolla a través de la práctica del yoga protege contra el esfuerzo violento y la lesión, ya sea en su práctica o en cualquier otra actividad. En forma gradual, el yoga desarrolla autoconciencia, autorresponsabilidad y autoconsideración en todo lo que hacemos.

Esta actitud de atención y respeto por las necesidades del cuerpo se transfiere a la vida cotidiana. Aprendemos a estar de pie y a sentarnos en una buena postura, a alinear las articulaciones antes de levantar objetos pesados y a permanecer relajados en mente y cuerpo incluso en momentos de plena actividad.

Otras formas de ejercicio –como la mayoría de las rutinas y deportes para mantener una buena forma física– no suelen incluir este aspecto de seguridad intrínseco, este autocontrol, que previene el esfuerzo violento y la lesión. Toda rutina que se realice al compás de una música enérgica, por ejemplo, o toda clase colectiva sincronizada al ritmo del maestro puede no ser conveniente para algunas personas. Tener que mantener el ritmo puede resultar estresante –y peligroso– para alguien que no está acostumbrado al ejercicio enérgico, que arrastra lesiones antiguas, está cansado o se siente mal.

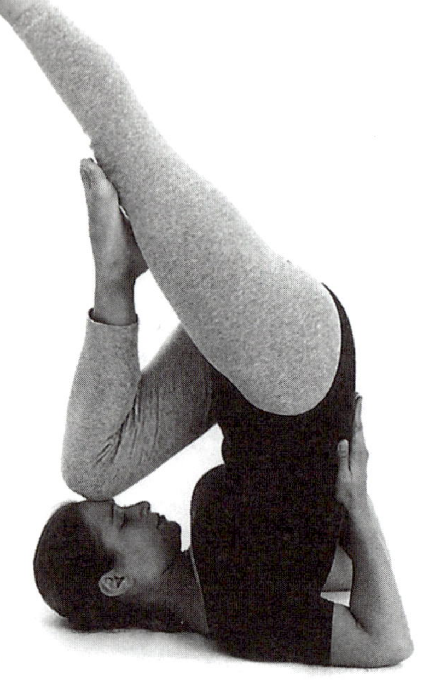

Todos necesitamos descubrir y seguir nuestros propios ritmos interiores. Estos ritmos se basan en nuestras pautas individuales de respiración y en nuestra conciencia momento-a-momento de la respuesta de nuestro cuerpo a lo que se le pide. De este modo aprendemos a reconocer los signos de exceso de tensión y a interrumpir lo que estemos haciendo.

Puesto que el yoga es tan personal, un buen maestro observará detenidamente a los estudiantes y planificará cada clase en función de las necesidades de cada uno de ellos. No obstante, a cada estudiante le incumbe decidir cuánto esfuerzo puede hacer y cuándo debe detenerse a descansar. El yoga enseña autorresponsabilidad.

Cuando se practica sin la guía de un maestro, es especialmente importante estar alerta a cualquier signo de tensión excesiva y adaptar el esfuerzo en consonancia. Tales signos pueden incluir respiración dificultosa o acelerada, temblor en las extremidades, cansancio, taquicardia o sensación de calor y falta de vigor, especialmente en posturas en que la cabeza está más baja que el corazón. A lo largo de este libro se ofrecen recordatorios detallados de estos signos a tener en cuenta.

El yoga no es competitivo

A diferencia de la mayoría de los deportes, el yoga no es competitivo. El desempeño nunca se juzga en relación con el de otro, ni siquiera con los propios logros de la persona en un día mejor o peor. La única persona implicada es uno mismo, el único lugar es aquí y el único momento es ahora.

El objetivo es mantener un estado de esfuerzo relajado en el momento presente, y gradualmente ir aprendiendo a extender ese «momento presente» a toda la vida de uno. Para ello se requiere una práctica regular. También ayuda una sensación de optimismo. Aun cuando interrumpa la práctica por un tiempo, por la razón que sea, nada de lo ya hecho habrá sido en vano. Todo ayuda a desarrollar esa capacidad para centrarse en una cosa, ese estado de concentración relajada en lo que se está haciendo.

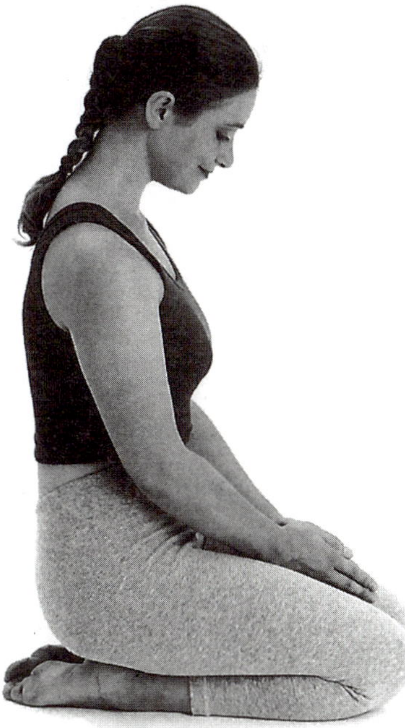

Por último, mente y cuerpo estarán verdaderamente unidos, en lugar de que nuestros cuerpos estén haciendo una cosa mientras nuestras mentes se hallan en otra parte. Si somos capaces de conseguir esta armonía receptiva en el interior de nuestro propio yo, sólo tendremos que dar un pequeño paso para alcanzarla en nuestras relaciones con el mundo y con quienes nos rodean. ¡La tarea de arreglar el mundo comienza en uno mismo!

El estrés se desarrolla debido a esta tendencia a desconectar la mentes de las respuestas naturales del cuerpo.

¡El cuerpo trata de enviarnos señales cada vez más audibles, en tanto nosotros lo alimentamos con pastillas para silenciarlo y obligarlo a someterse a nuestra voluntad! Esto puede conducirnos a la enfermedad física y también a vivir casi totalmente en nuestras cabezas.

Nos preocupamos por posibles problemas futuros, construimos castillos en el aire, hacemos planes y soñamos. Hasta podemos llegar a ser «demasiado celestiales para resultar de alguna utilidad en la tierra», mientras la vida se nos escapa sin que la hayamos vivido.

La concentración en aquello a lo que uno está entregado en el momento presente, acompañada de una actitud serena y apacible, da muchos más frutos que el hecho de correr de un lado a otro tratando de hacer todo al mismo tiempo.

Muchos nos hemos olvidado de lo que se siente al estar relajado y disfrutando con una actividad que no sea apremiante ni competitiva. Podemos habernos acostumbrado tanto a vivir con estrés –a sentirnos tensos, temerosos, competitivos y hasta agresivos– que nos preguntamos qué es lo que nos pasa si descubrimos que no estamos nerviosos y en perpetua alerta roja. Puede requerirse cierto tiempo para acostumbrarse a la serenidad.

Cómo se «hace» yoga

La mayoría de las personas que se inician en el yoga esperan aprender ejercicios de estiramiento moderados. Éste es el aspecto más visible de la práctica del yoga, pero es mucho más que esto. Los movimientos son lentos y a menudo sincronizados con la respiración. La mente está totalmente centrada en la manera en que responde el cuerpo. Se desarrolla una comunicación y una relación entre mente y cuerpo. Todos los músculos que no están involucrados aprenden a relajarse. Todos los pensamientos que no son relevantes desaparecen lentamente. En forma gradual, se alcanza una inmovilidad de cuerpo y alma, y a partir de ese punto podemos sumergirnos en las actividades cotidianas con renovadas energías. Ésta es la razón por la cual el yoga es energizante y relajante a la vez.

Hay muchas rutinas excelentes para mantener un buen estado físico que suelen basarse en ejercicios de yoga. Sin embargo, el yoga está diseñado para adaptarse al individuo. A menos que el cuerpo y la mente trabajen juntos y sean receptivos uno al otro, no se está practicando yoga, por beneficiosos que puedan ser los ejercicios en sí mismos.

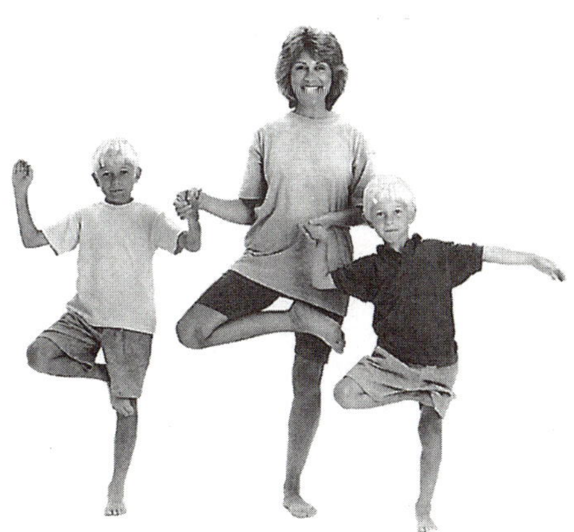

La respiración es la clave

La mayoría de los cambios que se producen en nuestros cuerpos, como resultado de las actividades del sistema nervioso autónomo, están fuera de nuestro control consciente. Pocas personas son capaces de cambiar el ritmo de los latidos de su corazón o de su digestión, por ejemplo, o los componentes químicos de su sangre.

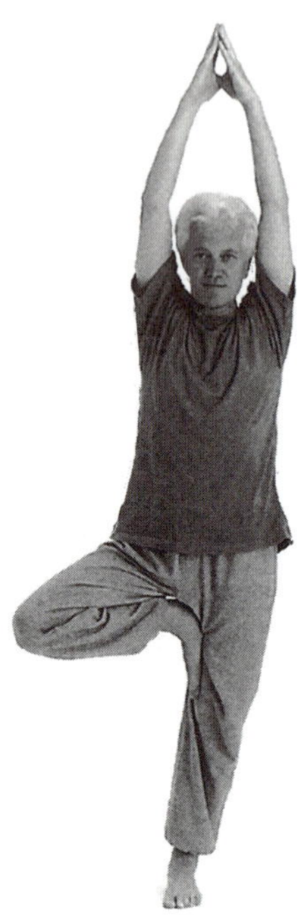

No obstante, todos podemos aprender a cambiar nuestras pautas de respiración. Esto afecta directamente al sistema nervioso autónomo. Cuando estamos nerviosos y ansiosos nuestra respiración se vuelve rápida y superficial. Muchas personas respiran siempre de esta manera. Quizá hayan aprendido esa pauta en la etapa inicial de su vida, cuando se sentían temerosas e inseguras. Ahora esta pauta respiratoria las mantiene atrapadas en la ansiedad.

Cuando aprendemos a respirar lenta y profundamente también aprendemos a relajarnos. De este modo podemos cambiar toda nuestra actitud ante la vida. El yoga nos enseña a llegar a ser *conscientes* de nuestras pautas de respiración personales mediante la sincronización de nuestros movimientos con nuestra respiración. En forma gradual ambos se vuelven más lentos, mientras que la respiración se hace más profunda.

Aprendemos a centrarnos en la respiración, a observarla. Esta «introspección» nos hace sentir más relajados, lo cual profundiza aún más la respiración. Hacer respiraciones lentas y profundas es el modo natural de respirar, que nos ayuda a estar relajados y satisfechos con la vida.

A lo largo de este libro se dan instrucciones para sincronizar los movimientos con la respiración. Éste es el aspecto físico del yoga. La vinculación del centro con la relajación es el aspecto mental. La unión de los aspectos físico y mental constituye la esencia de la práctica del yoga y la fuente de todas sus ventajas.

También se ofrecen técnicas de respiración y de relajación específicas para ayudarnos a relajarnos aún más. ¡No resulta sorprendente que tantas personas tengan una fe ciega en el yoga como antídoto del estrés y de los desequilibrios de la vida moderna!

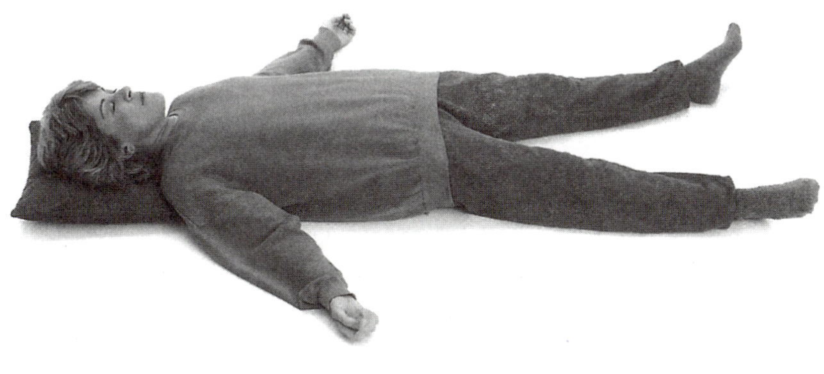

2

Preparación para la práctica del yoga

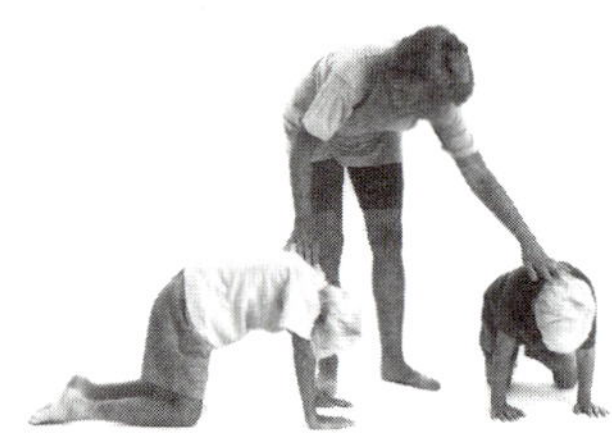

Hora, lugar e indumentaria

El yoga debe practicarse regularmente con el objeto de que resulte provechoso. Debería llegar a formar parte de su vida como la higiene dental. El mejor modo de convertirlo en una rutina regular es reservarse el mismo espacio del día para su práctica. Por supuesto, la vida nunca se desarrolla sin dificultades. Pero convertir el yoga en una costumbre diaria es la manera mejor y más fácil de asegurarse su práctica. La asistencia a una clase de yoga con regularidad también es una gran ayuda para dar apoyo a la práctica en privado. También lo es la satisfacción que se siente cuando se comienzan a cosechar los resultados positivos.

Yoga a primera hora de la mañana

Puesto que –entre sus numerosas gratificaciones– el yoga desarrolla la capacidad para relajarse, es mejor elegir una hora en la que se pueda estar tranquilo. Para muchas personas la primera hora de la mañana resulta ser la mejor. Ponga el despertador, si es necesario, dándose tiempo para levantarse, higienizarse y beber algo antes de comenzar. Al cabo de poco tiempo la práctica del yoga debería ser una costumbre tan placentera como para hacerle desear la llegada de ese momento especial para usted.

La práctica del yoga a primera hora de la mañana tiene muchas ventajas. Usted está relajado después de una buena noche de sueño. Si lo practica al final de un día ajetreado, quizá le haga falta tiempo y determinación para que pueda liberarse de las preocupaciones del día. Necesitará una sesión de práctica más prolongada para alcanzar los mismos resultados.

Asimismo, el yoga debería practicarse con el estómago vacío, con la vejiga y los intestinos vacíos. Debería esperar dos horas después de una comida o al menos una hora después de tomar un tentempié liviano. Los movimientos del yoga comprimen el abdomen, por lo que trabajar sobre una comida parcialmente digerida puede resultar muy molesto.

La concentración que requiere la práctica del yoga no debería verse perturbada por interrupciones. Desconecte el teléfono e instruya a su familia para que respete su hora especial para la práctica del yoga. Tal vez puedan practicar el yoga juntos en algún otro momento del día. A los niños les encanta el yoga, pero no pueden mantener la atención durante períodos prolongados. El yoga que practique con ellos resultará muy divertido, pero debería ser un complemento a su práctica individual y no un sustituto de ella.

Otros buenos momentos para practicarlo

Si tiene niños pequeños, puede ser más conveniente practicarlo a mitad de la mañana. Si trabaja en casa, el yoga antes del almuerzo es un magnífico estimulante. Algunas personas toman un tentempié ligero en el camino del trabajo a su casa y luego practican el yoga antes de instalarse cómodamente para la noche. Si tiene propensión a sentirse entumecido por las mañanas, quizá prefiera practicarlo más tarde durante el día cuando se haya relajado.

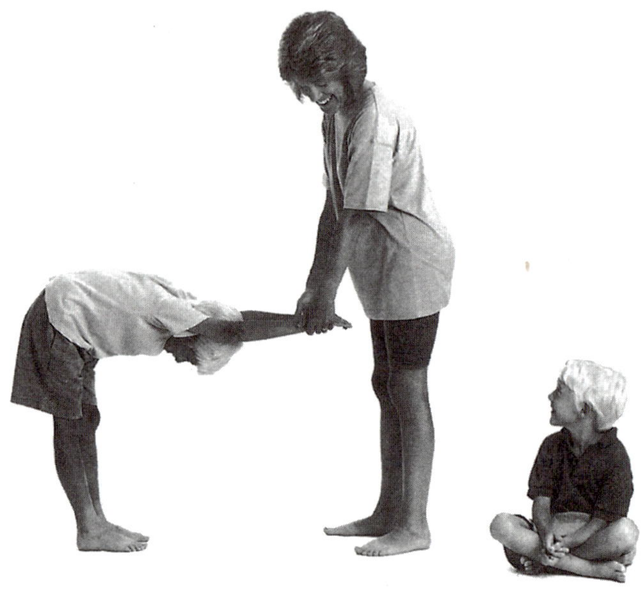

Lo principal es encontrar una hora que le vaya bien y que pueda mantener con regularidad, a fin de que el yoga llegue a ser una parte esencial de su vida cotidiana.

El lugar adecuado

La utilización del mismo lugar para practicar el yoga también contribuye a desarrollar una rutina. Experimente hasta encontrar el lugar más apropiado y luego utilícelo cada día. En ese lugar se desarrollarán con más rapidez vibraciones apacibles y positivas, por lo que se convertirá en un sitio «especial», en el que inmediatamente se sentirá relajado y seguro. Puede ser un rincón pequeño, lo suficientemente grande para dar cabida a la colchoneta o alfombra de yoga. Pero asegúrese de tener espacio para estirarse y moverse sin chocar con nada, a fin de poder concentrarse en su introspección sin preocuparse por su entorno.

La colchoneta o alfombra, reservada para el yoga, refuerza la sensación de que entra a un espacio especial. Debería ser de un material no deslizante, de 1,80 x 0,60 m aproximadamente, de modo que le permita tenderse sobre ella. Puede comprar una colchoneta especial para yoga, o utilizar un trozo de alfombra forrada con gomaespuma. También necesitará una manta, o ropas adicionales, para cubrirse durante la relajación profunda, cuando baja la temperatura corporal. Un bloque de gomaespuma rígida o un cojín duro pueden resultar útiles cuando deba permanecer sentado para realizar los ejercicios de respiración.

Puede mejorar su «espacio de yoga» con velas, cristales, flores o cuadros, o mantenerlo vacío y despejado. Debería ser un lugar aireado a fin de permitir una buena respiración, y lo bastante cálido como para que los músculos se estiren sin correr riesgos.

Indumentaria

Puesto que el yoga implica movimiento de todas las partes del cuerpo, las ropas deberían ser sueltas y cómodas. Evite usar prendas hechas de materiales que se ciñan al cuerpo. Los leotardos de algodón o un pantalón de chándal y una camiseta, reservados especialmente para la práctica del yoga, son ideales. El yoga debe practicarse sin joyas, cinturones, calcetines ni zapatos.

La respiración

Una regla general es *aspirar* cuando estire *hacia arriba* la columna vertebral. Cuando *espire* mantenga el estiramiento que ha conseguido y relaje o mueva otra parte del cuerpo. Quizá necesite varias respiraciones lentas y profundas hasta encontrar su mejor posición, para ese día. Cuanto más lenta sea la respiración, en especial la espiración relajante, mejor.

El avance es sutil, pero sorprendentemente rápido si practica con regularidad. Al cabo de poco tiempo se asombrará de lo relajado que se siente y de lo hondo que respira. El estiramiento libera tensiones, la *aspiración* es energizante y la *espiración* resulta relajante.

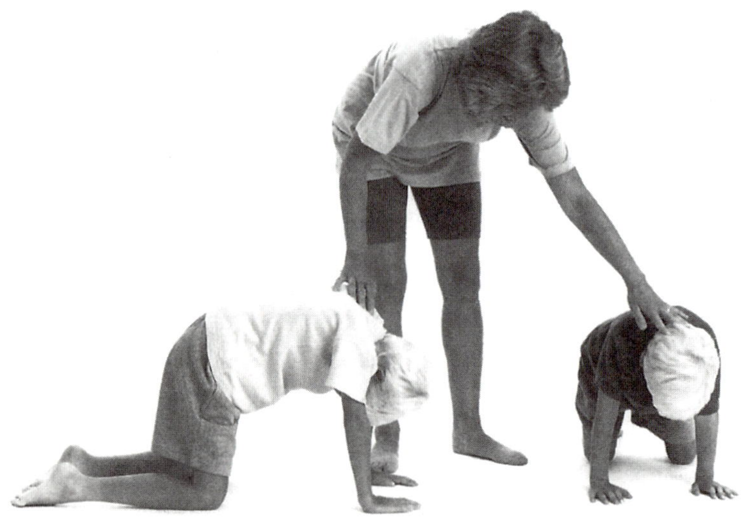

Tal vez le guste imaginarse una corriente o fuente de luz que se desplaza hacia arriba dentro de usted cuando *aspira*, y luego fluye hacia abajo, por todo su cuerpo, cuando *espira*. En el trayecto descendente esta corriente se lleva el cansancio, la tensión y la rigidez. El trabajo con la respiración de esta manera acelera enormemente el avance, pues ayuda a potenciar los cuatro aspectos del yoga: conciencia del cuerpo, sincronía cuerpo-respiración, concentración y relajación de la mente. Mientras su respiración se «desplaza» hacia arriba y hacia abajo a través del cuerpo, su mente llega a conocer a su cuerpo desde dentro, como ninguna otra persona puede conocerlo. Esta conciencia es su mejor protección contra el esfuerzo violento o la lesión mientras ejercita el cuerpo.

El yoga es la «unión» de cuerpo y mente. Cuando usted se estira, se mueve y respira siempre «mantiene la mente en el cuerpo».

3
Posiciones básicas

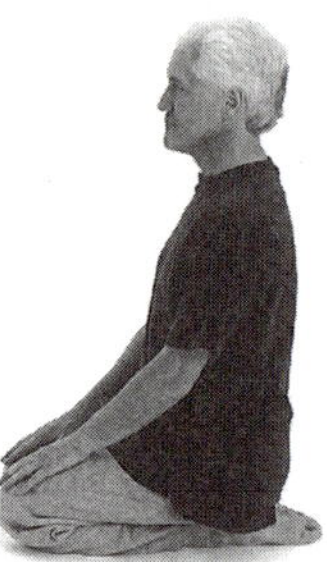

Cuatro posturas clásicas

Las secuencias de yoga suelen comenzar en un punto de reposo, pasar por varias posiciones hasta llegar a un «máximo» y luego volver a la posición original. Esto hace que la práctica resulte tranquila y fluida, como una ola. Cada posición es un desarrollo orgánico de la anterior, a veces más exigente, a veces una variación, a veces una contrapostura de la que se ha hecho antes.

Los ejercicios incluidos en este libro se basan en cuatro posiciones básicas. El capítulo sobre respiración (páginas 163-77) introduce otra postura clásica. Los nombres sánscritos tradicionales sólo se utilizan para estas posiciones; a las demás se les dan nombres españoles. Cuando asista a clases de yoga puede encontrarse con que algunos maestros emplean sólo nombres en sánscrito. De todas maneras, lo principal es practicar yoga, con independencia de los nombres que se usen.

Tadasana

Esta palabra se descompone en dos: *Tada* = montaña, y *Asana* = postura. Ésta es la posición de pie básica, firmemente arraigada en la tierra, como un árbol o una montaña. Desde este «arraigamiento» de los pies, el resto del cuerpo se estira hacia arriba en una línea recta que recorre las piernas, el tronco y el cuello. Una buena postura genera un espacio máximo en el abdomen y en el pecho, mientras que en una posición desgarbada el pecho presiona sobre el abdomen. Esto restringe tanto a la respiración como a la digestión, y la compresión en la columna vertebral afecta al sistema nervioso. De esta mala postura pueden resultar cansancio y problemas de salud.

Estamos de pie y caminamos erguidos. Sólo nuestros pies nos conectan con la tierra. El resto del cuerpo tiene que estirarse hacia arriba desde este pequeño apoyo, contra la tendencia de la gravedad a llevarlo hacia abajo. El yoga invierte siempre esta tendencia a adoptar una postura con los hombros

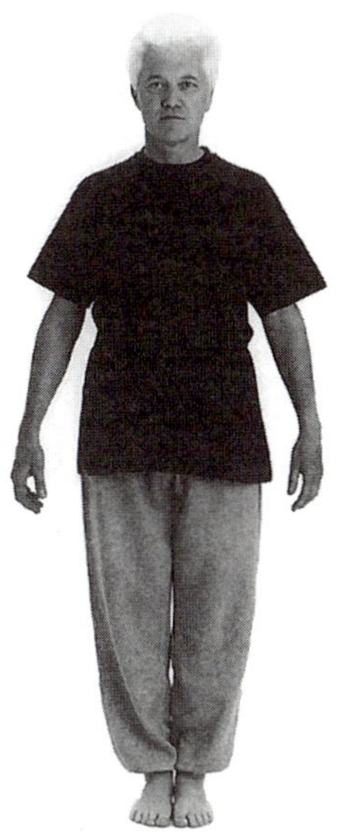

caídos al tirar hacia arriba a través de la columna vertebral. Otro principio importante en yoga es «articulación sobre articulación», de modo que el peso del cuerpo se distribuya de manera uniforme y estemos en condiciones de movernos en cualquier dirección sin generar tensión excesiva.

Para lograr una buena posición Tadasana comience con los pies, separándolos de igual manera sobre el suelo para recibir el peso de su cuerpo. Deberían estar paralelos, separados unos centímetros y mirando directamente hacia adelante. Los zapatos apretados y los tacones altos nos hacen perder el sentido de «terrenalidad», y ésa es la razón por la cual practicamos el yoga con los pies descalzos a fin de recuperar nuestro equilibrio natural. Levante los arcos, si están vencidos, coloque en línea los tobillos sobre los talones para poner remedio al entrechocar de las rodillas –que se debe al mal alineamiento habitual– y distribuya el peso en torno a la parte exterior de los pies. Esto genera una agilidad y una ligereza en el andar, que resultan imposibles si los arcos están vencidos hacia adentro.

A continuación debe prestar atención a las articulaciones de las rodillas, que deberían estar directamente encima de sus tobillos para transferir el peso hacia abajo a través del cuerpo. Deberían estar flojas y en posición, no llevadas hacia atrás con rigidez, lo cual genera presión sobre la región lumbar. Las caderas deberían estar directamente sobre las rodillas, algo que puede requerir que la pelvis esté inclinada y el cóccix (rabadilla) colocado debajo. Puede considerarse a la pelvis como a un recipiente que contiene los órganos del bajo vientre. A menudo se-

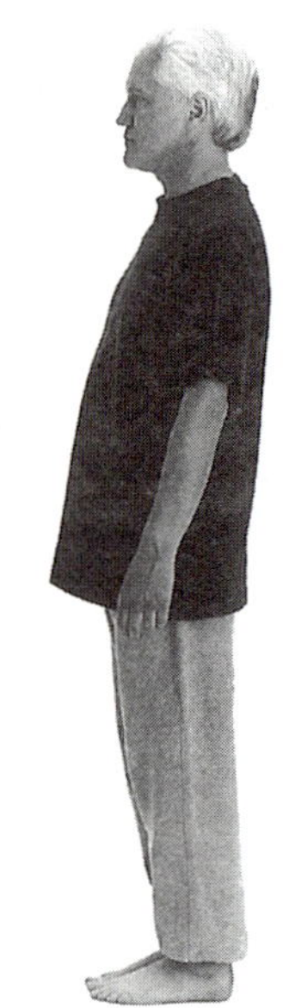

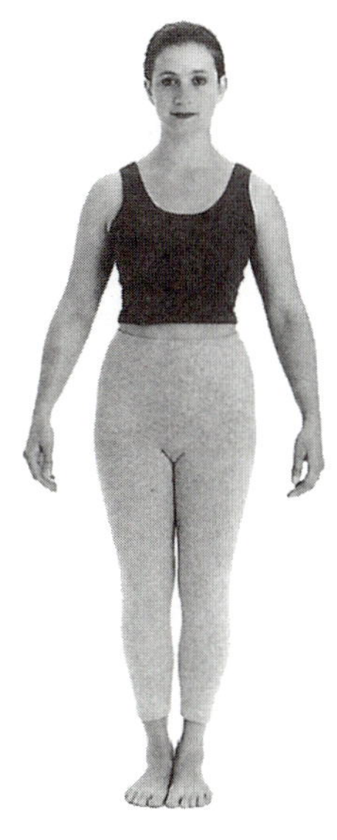

meja estar inclinada, por lo que todo parece estar derramándose hacia adelante. Nivelar el borde de la pelvis lleva al cóccix debajo, alinea las caderas sobre las rodillas y reduce el «balanceo hacia atrás» o curva exagerada de la parte inferior de la columna.

El ombligo debería estar metido hacia adentro y hacia arriba, de modo que la cintura quede directamente encima de las caderas, vista de lado. Un espejo de cuerpo entero es una ayuda cuando se trabaja la postura Tadasana, pues resulta más difícil sentir que se está mal alineado que verlo realmente en una visión lateral. A continuación, ponga en línea los hombros levantando el esternón. Los hombros deberían estar relajados y caídos, sin soportar el peso del mundo. Los brazos deberían colgar flojos, no demasiado cerca del cuerpo o comprimiendo las costillas en los lados. Estire hacia arriba a través de todo el tronco, mientras permanece de pie y erguido.

Por último, preste atención a la cabeza y al cuello. La tensión suele generar tirantez en la parte posterior de los músculos del cuello, haciendo que el mentón se proyecte hacia adelante. Lleve el cuello hacia atrás, de modo que las orejas queden por encima de los hombros, vistas de lado. Meta un poco hacia adentro el mentón para fortalecer la parte posterior del cuello. Mire hacia adelante y salude al mundo con una sonrisa.

Los mismos principios de alineamiento y «articulación sobre articulación» se aplican a toda la práctica del yoga, por lo que vale la pena dedicar tiempo a mejorar la postura Tadasana. Dígase: «Rabo debajo, ombligo hacia arriba y atrás, corazón levantado y abierto y ¡mirar al mundo de frente!». Se sorprenderá al comprobar que se siente mucho mejor y advertirá que comienza a darse cuenta cuando no está erguido. ¡El yoga se propone influir sobre toda su vida, y lo hace!

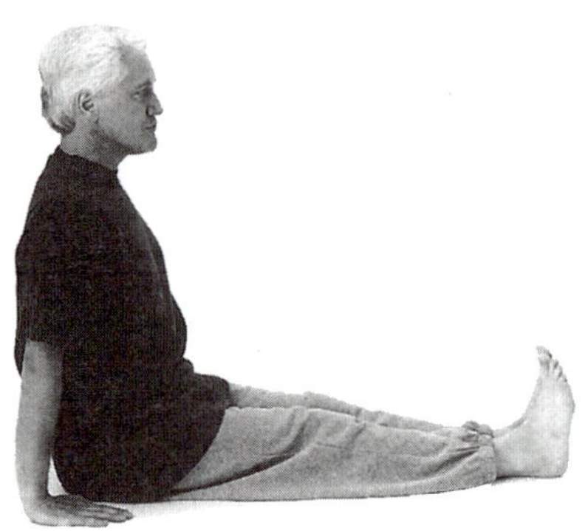

Dandasana

La palabra se compone de dos términos: *danda* = varilla o bastón, y *asana* = postura. Ésta es una posición sedente básica, con las piernas estiradas hacia adelante, los pies paralelos y flexionados, con los dedos apuntando hacia arriba. Aquí las piernas brindan el apoyo a partir del cual el tronco se estira hacia arriba. Se aplican exactamente los mismos principios que en la Tadasana. Los brazos están a los lados y los hombros relajados, con las manos sobre el suelo junto a las caderas, las palmas hacia abajo y los dedos apuntando hacia adelante. El tronco está alineado, «articulación sobre articulación», y vertical. Las piernas están paralelas y horizontales.

Esta postura, como la Tadasana, no es tan fácil como parece. La mayoría de las personas tiene rigidez en la zona lumbar y en las caderas, por lo que puede requerirse práctica –y muchos ejercicios de flexibilización– para estar cómodos con la columna vertebral en ángulo recto con las piernas y los pies flexionados con los dedos apuntando hacia arriba. La región lumbar puede estar contraída debido a una mala postura y a tensión, o a que los tendones de la corva son cortos. ¡Cuando se aflojan estas tensiones se experimenta una sensación de juventud y libertad!

Concéntrese en mantener la columna vertical y alineada, como en la Tadasana. Sienta que está siendo empujado hacia arriba como si tirasen de una cuerda atada a su coronilla.

Al comienzo puede resultarle útil sentarse sobre un cojín o un cubo de gomaespuma. Por supuesto, use tal ayuda si es necesario, pero hágalo sólo por un tiempo. Practique secuencias de ejercicios de calentamiento para aflojar los músculos y las articulaciones, y verifique el progreso antes de recurrir automáticamente al cojín. Es muy fácil llegar a ser dependiente de soportes externos, mientras que el yoga apunta a la independencia a través de la conciencia y la práctica. Mantenga el borde de la pelvis nivelado, el ombligo hacia adentro y arriba, el esternón levantado, las orejas en línea con los hombros, la parte posterior del cuello estirada, el mentón hacia abajo, la mirada hacia adelante.

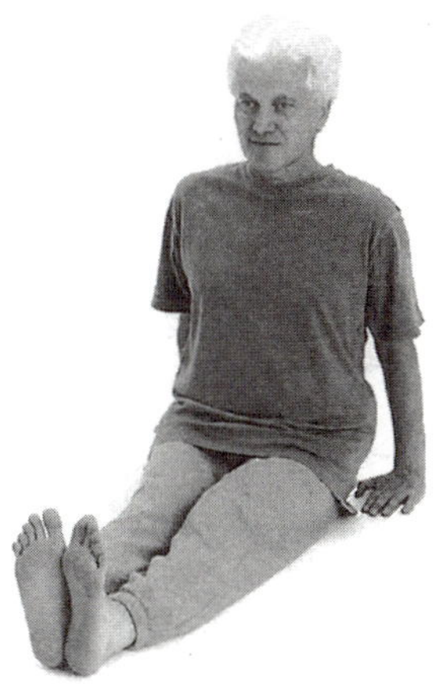

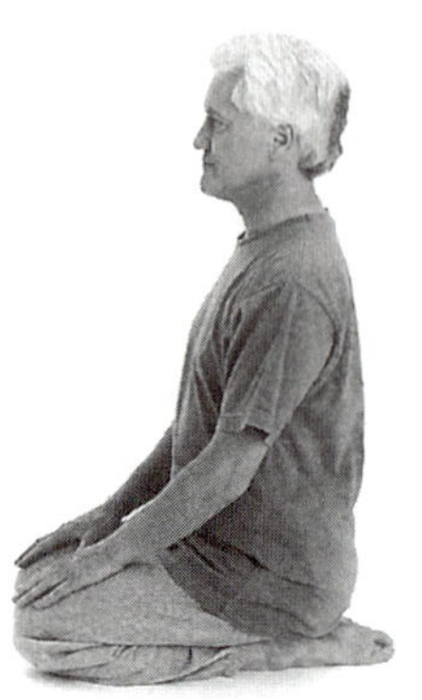

Vajrasana

Se compone de dos términos: *vajra* = resistencia (como en la dureza de un diamante), y *asana* = postura. Ésta es la posición de rodillas básica, o «sentado sobre los talones». La mayoría de la gente la encuentra más fácil que la Dandasana, porque las piernas están plegadas en lugar de estiradas y rectas. Sin embargo, puede haber más presión sobre los huesos de los pies. Si es así, ponga un cojín entre sus nalgas y sus talones, o entre sus pies y el suelo. Una vez que se afloje mediante la práctica del yoga, dejará de necesitar el cojín.

Para ponerse en la postura Vajrasana, arrodíllese sobre el suelo. Lleve el cóccix (rabadilla) bien hacia abajo para mantener nivelado el borde de la pelvis. Luego siéntese sobre sus talones, manteniendo el cóccix (rabadilla) apretado. Los talones deben estar separados naturalmente, con las nalgas colocadas entre ellos y los dedos de los pies tocándose. Mantenga las rodillas juntas, con las manos sobre las rodillas o los muslos y las palmas hacia abajo. Esta es una posición muy «contenida», que es fácil de mantener durante un período prolongado. Aquí las piernas dobladas suministran el contacto con la tierra y el apo-

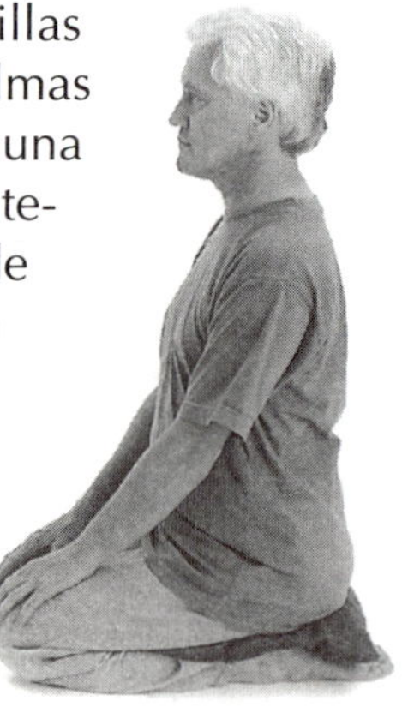

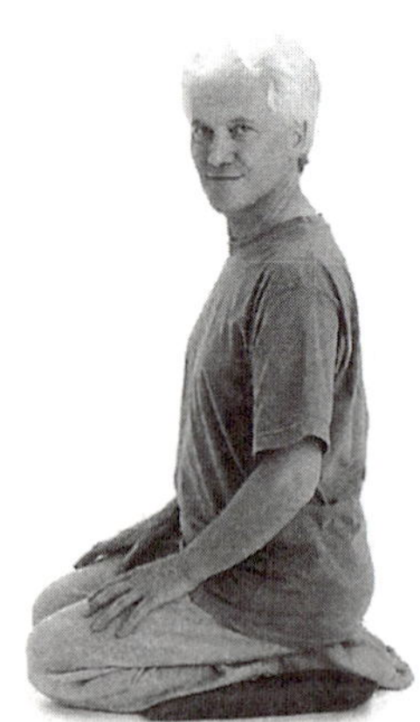

yo, por lo cual la columna vertebral se estira hacia arriba, como en la Tadasana y la Dandasana.

El estiramiento de la columna vertebral es el «movimiento» más importante en yoga. Comienza con la posición inicial básica, a partir de la cual siguen las otras posturas. Este estiramiento debería mantenerse, con independencia de lo que hagan las extremidades. Algunas posturas estiran la parte frontal de la columna flexionando el tronco hacia atrás. Otras estiran la parte posterior de la columna mediante flexiones hacia adelante. Otras hacen girar a la columna, o la inclinan hacia los lados. Sin embargo, la columna siempre es estirada hacia arriba *primero*.

Shavasana

Se compone de dos términos: *shava* = cadáver (inmovilidad total del cuerpo), y *asana* = postura. Ésta es la posición de espaldas sobre el suelo básica, a partir de la cual se inician muchas secuencias. En esta posición hay apoyo total y ningún empuje hacia arriba. No obstante, sigue habiendo alineamiento y estiramiento, antes de estimular a todos los músculos a relajarse. El cuerpo permanece inmóvil y en reposo, mientras la mente se mantiene despierta y alerta

La Shavasana implica más que acostarse de espaldas en el suelo.

Coloque las piernas simétricamente separadas, con menos de 60 cm entre los talones. Los dedos de los pies deberían estar ligeramente inclinados hacia afuera. Esta posición realmente comienza en las articulaciones de la cadera. Balancee las piernas hacia afuera y hacia adentro desde las caderas, hasta encontrar el ángulo más cómodo para sus pies.

Como en las posturas anteriores, apriete el cóccix (rabadilla) para nivelar el borde de la pelvis, de modo que la columna quede alineada. Quizá descubra que debe flexionar ligera-

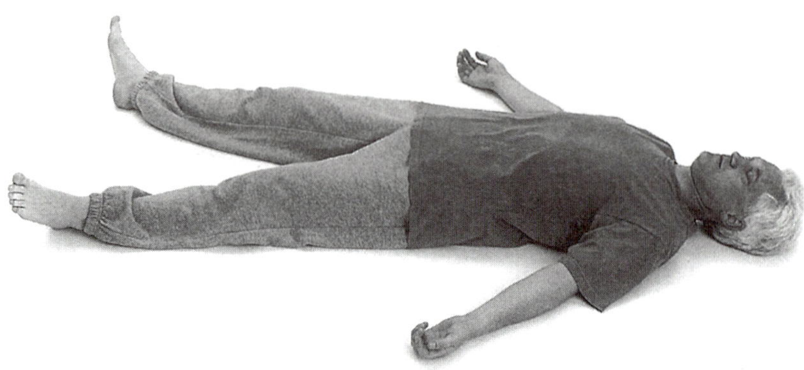

mente las rodillas, pero cuando la región lumbar se relaje, las piernas caerán gradualmente hacia el suelo. Si siente tensión excesiva en la región lumbar, coloque un cojín debajo de sus piernas donde le resulte más cómodo. Lleve el ombligo hacia el suelo, levante el esternón, estire la parte posterior del cuello y meta el mentón hacia adentro.

Levante la cabeza y mire hacia abajo a lo largo de su cuerpo para comprobar que está acostado en línea recta. Las tensiones del cuerpo suelen hacer que quede torcido. Baje la cabeza, manteniendo el mentón metido hacia adentro sin forzar. Si tiene el mentón inclinado y apuntando hacia arriba, tal vez deba utilizar un cojín debajo de la parte posterior de la cabeza hasta que el cuello libere su tensión.

Los brazos deberían estar tendidos simétricamente, con las manos a unos 23 cm a los lados del cuerpo y las palmas hacia arriba con los dedos ligeramente doblados. Balancee los brazos a la altura de los hombros hasta hallar la posición más cómoda y deje que sus brazos descansen allí. Cierre los ojos y llegue a ser consciente del proceso natural de respiración. Después de un rato quizá quiera hacer algunas respiraciones centradas *en la parte superior* del cuerpo mientras *aspira* y deja que la respiración fluya *hacia abajo* a través del cuerpo, de modo que usted se afloja y se hunde en el piso mientras *espira*. Si es posible, haga que la *espiración* dure más que la *aspiración*. Con la práctica continuada puede alcanzarse la relajación profunda en el espacio de tres respiraciones.

¡Ahora está practicando realmente la Shavasana! A partir de aquí puede iniciar una rutina moderada de ejercicios de flexibilización, o una relajación profunda. Si se siente cansado, débil o mal, comience la práctica del yoga a partir de la Shavasana. Puede estirar todo el cuerpo sin esfuerzo, plenamente sostenido por el suelo.

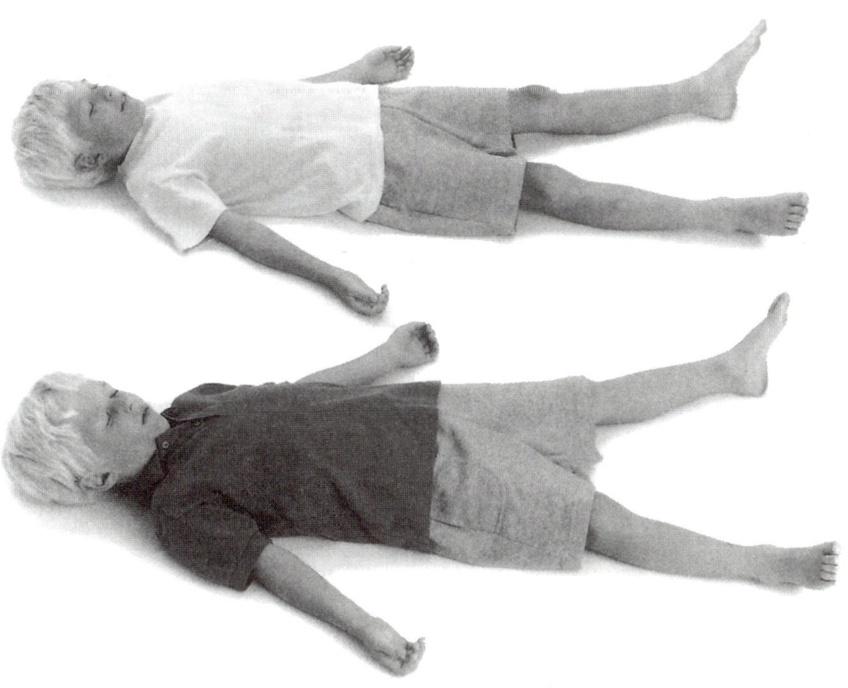

Segunda parte

Relajación

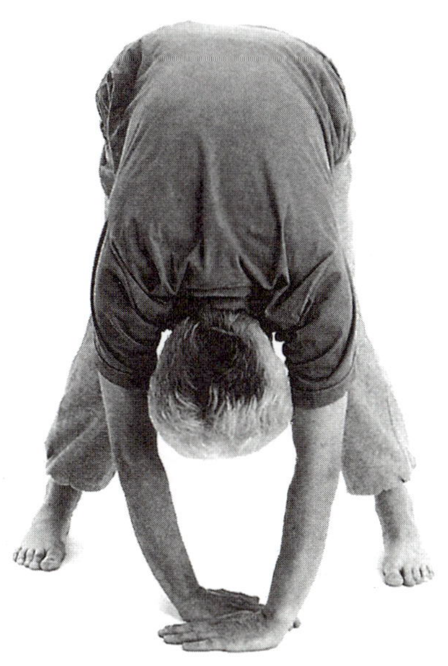

4
La conexión de la mente

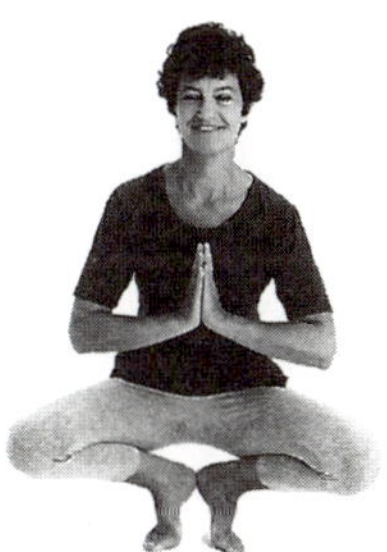

Equilibrio y respiración

Puesto que el yoga es la «unión» de cuerpo y mente, es bueno comenzar con un equilibrio estando de pie. Esto concentra la energía en la cabeza. El yoga siempre depende de la experiencia personal a través de la práctica, por lo que puede llevar tiempo desarrollar la sensibilidad para «sentir energía». Entretanto, hay una explicación simple, pues el yoga siempre es práctico.

Nuestros mecanismos de equilibrio se hallan situados en el oído interno, en cada lado de la cabeza. Consisten en tres canales llenos de líquido: uno vertical, uno horizontal y uno transversal. La ubicación del líquido en estos canales nos dice en qué posición estamos.

Nuestros ojos también suministran información acerca de cómo estamos colocados en el espacio. La visión es transferida desde el ojo, por medio del nervio óptico, hasta la parte del cerebro «que ve» en la parte trasera de la cabeza. Por consiguiente, una posición de equilibrio estando de pie concentra mucha energía en la cabeza, estimulando lo que los yogis llaman el «centro de la mente» o «tercer ojo».

Pruebe a sacudir la cabeza con energía para agitar los líquidos del oído interno. Encontrará que le resulta difícil mantener el equilibrio. También es difícil mantenerse de pie sobre una pierna con los ojos cerrados. Un resfriado fuerte u otra presión en la cabeza afecta al equilibrio, y también lo hacen los problemas de vista o audición.

Una sensación de equilibrio, tanto físico como psicológico, brinda confianza y claridad al cuerpo y a la mente. También queremos relajarnos, por lo que nos centramos en nuestra respiración. Esto nos lleva directamente al núcleo central del yoga: el movimiento físico y la respiración «unidos» al centro mental y a la relajación.

A continuación se indican tres secuencias de equilibrios en posición de pie. Los ejercicios de respiración del capítulo 13 pueden ser un comienzo alternativo para la práctica del yoga, pues también agudizan y centran la mente.

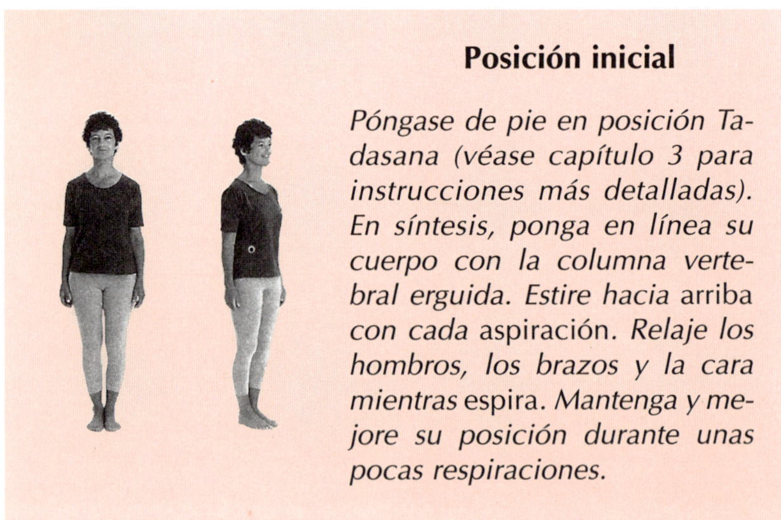

Posición inicial

Póngase de pie en posición Tadasana (véase capítulo 3 para instrucciones más detalladas). En síntesis, ponga en línea su cuerpo con la columna vertebral erguida. Estire hacia arriba con cada aspiración. Relaje los hombros, los brazos y la cara mientras espira. Mantenga y mejore su posición durante unas pocas respiraciones.

Antílope

1 *Espire* mientras flexiona las rodillas y se alza sobre la punta de los dedos de los pies, manteniendo los pies paralelos. *Aspire* mientras levanta los brazos hasta la altura del hombro y los estira paralelos delante de usted. Mantenga esta posición durante tantas respiraciones naturales como le sea posible. ¡Cuanto más flexione hacia abajo las rodillas, más alto alce los talones y más hacia adelante extienda las manos, más duro trabajará!

ATENCIÓN: *Mantenga la columna vertical en todas las fases de la posición Antílope.*

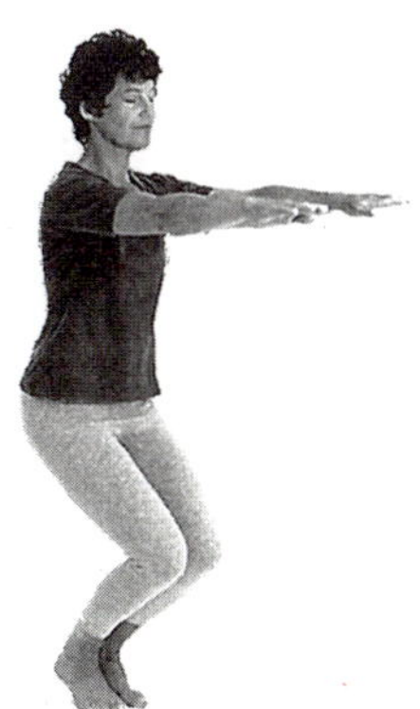

2 Mantenga la columna vertebral y las piernas en la misma posición, lleve las manos hacia la posición del «saludo indio», con las palmas y los dedos juntos, y los pulgares unidos delante del esternón. Presione las palmas con los codos hacia los lados. Esto ejercita los músculos del brazo. Mantenga esta posición durante varias respiraciones naturales. *Espire.*

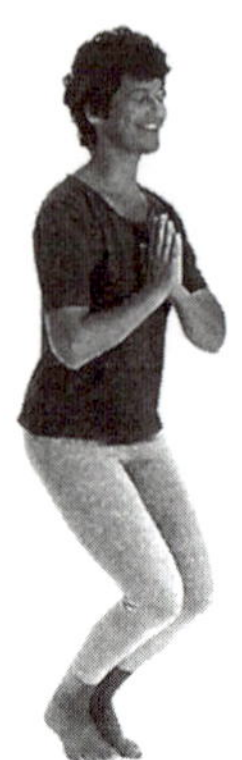

3 *Espire*, luego *aspire* mientras levanta las manos, todavía en posición de «saludo indio», por encima de la cabeza. Empuje los codos hacia afuera, para abrir el pecho.

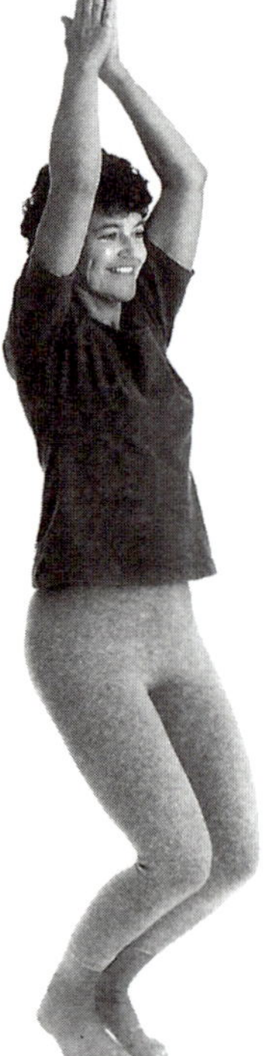

Espire cuando vuelva a llevar las manos a la altura del corazón y *aspire* mientras las alza por encima de la cabeza. Repita estos dos movimientos hasta que sienta que está a punto de perder el equilibrio o la concentración. Antes de que esto suceda, lleve las manos a la altura del corazón, estire las piernas y baje los talones.

Póngase de pie en posición Tadasana y obsérvese desde dentro. ¿Qué siente? ¿Dolor en las extremidades? ¿Temblores? ¿Puede sentir un zumbido de energía? Si es así, ¿dónde? ¿Con qué rapidez se normaliza su respiración? ¿Puede sentir los latidos de su corazón? Deje que su respiración y los latidos de su corazón vuelvan a un estado de reposo antes de pasar a otra secuencia.

Siempre es importante formularse estas preguntas ¡y escuchar las respuestas! De este modo se mantiene dentro de sus propios límites de seguridad y aprende a ampliarlos. Le sorprenderá la rapidez con que puede tonificar su cuerpo y su mente con movimientos simples como éstos. El movimiento de Antílope tonifica los músculos abdominales, de las piernas y de las nalgas. También actúa sobre el pecho, los brazos y los músculos que sostienen la columna vertebral. ¿Puede sentirlo?

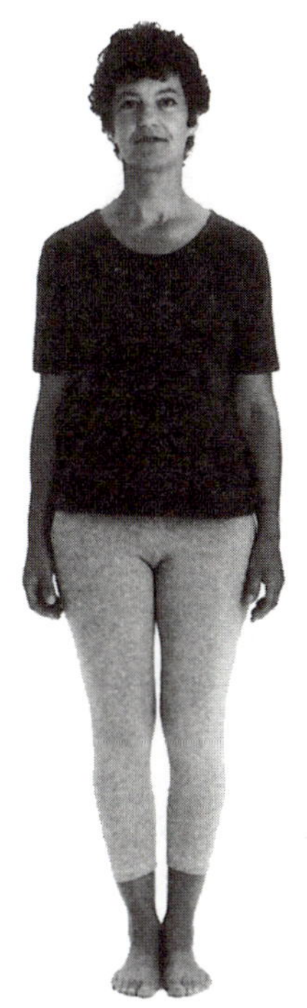

Sentadillas con elevación del cuerpo

Esta secuencia de posturas estira todo el cuerpo. Fortalece las piernas, la región lumbar y los músculos abdominales. También abre el pecho y mejora la concentración y el equilibrio. Si le resulta difícil mantener el tronco totalmente vertical, puede trabajar contra una pared. Los talones deberían estar a unos 15 cm de la pared, de modo que la cabeza, los hombros y las nalgas puedan deslizarse hacia arriba y abajo por la pared, manteniéndose en contacto con ella en todo momento.

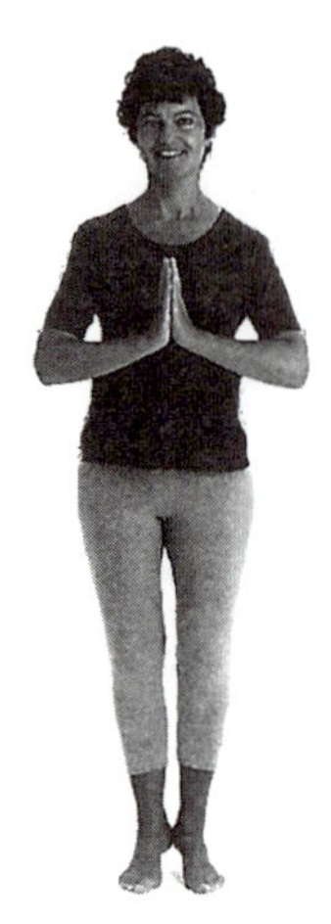

1 Adopte una buena posición Tadasana. Lleve los dedos de los pies hacia afuera, a unos 45 grados, manteniendo en contacto los talones. Esto es importante a fin de que las rodillas se flexionen en línea con las caderas, los tobillos y los dedos de los pies («articulación sobre articulación») para mantener la estabilidad y hacer un uso seguro del cuerpo. Álcese sobre los dedos de los pies, manteniendo los talones juntos. Lleve las manos a la posición de «saludo indio» a la altura del corazón. Mantenga el equilibrio, con una respiración natural.

2 Manteniendo la columna vertebral vertical, flexione las rodillas hacia los lados y mientras *espira* póngase en cuclillas (o en una postura aproximada) sobre los talones.

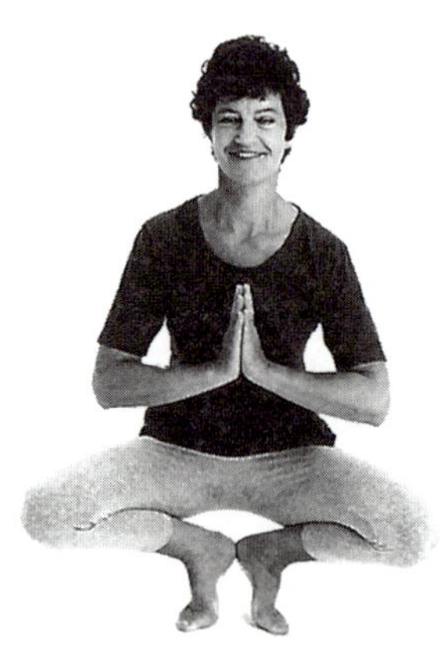

3 Mientras *aspira*, estire hacia arriba y abra los brazos hacia los lados, con los codos a la altura del hombro y los dedos índice tocando los pulgares. Este movimiento amplio abre el pecho para una respiración mejor. Mientras *espira*, vuelva a la posición en cuclillas. Repita estos dos movimientos, sincronizados con la respiración, hasta que sienta que ha hecho los suficientes.

Luego vuelva a la postura Tadasana y practique la autoobservación, como se describió en la página 42, hasta sentir cansancio.

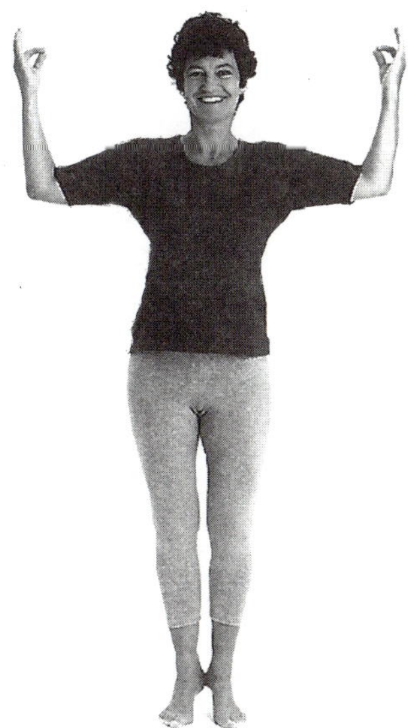

Las dos secuencias precedentes son bastante enérgicas y exigentes, ¡pero al menos le permiten mantener el equilibrio sobre ambos pies! En la secuencia siguiente debería mantenerse de pie erguido sobre un solo pie, mientras balancea la otra pierna lo más floja posible. El tronco y los brazos no deberían moverse en absoluto. Mantenga los hombros, los brazos y el rostro totalmente relajados. Cuando haya terminado la secuencia en un lado, repítala parándose sobre el otro pie. Esta es una secuencia fuerte, que resulta excelente para mantenerse en buena forma física.

Movimiento de una pierna

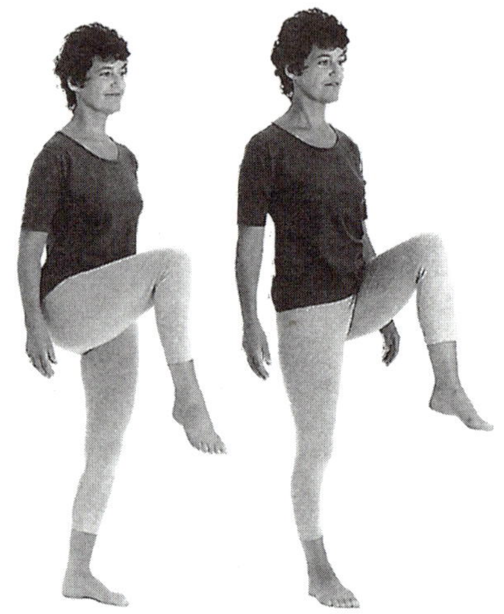

1 Desde la Tadasana, elija su pierna mejor para pararse sobre ella. ¡Todos sabemos cuál es! Levante la otra rodilla lo más alto que pueda y manténgala allí. Estire hacia arriba a través de todo el cuerpo sobre el lado en que permanece de pie, llevando la cintura hacia arriba para separarla de las caderas y elevando las costillas para distanciarlas de la cintura.

Con el pie levantado y colgando flojo desde el tobillo, hágalo balancearse hacia atrás y adelante, sin mover para nada la pierna levantada o el resto del cuerpo. El objetivo es aflojar sólo la articulación del tobillo.

ATENCIÓN: *Permanezca de pie inmóvil y erguido toda la secuencia. Respire naturalmente en todo momento.*

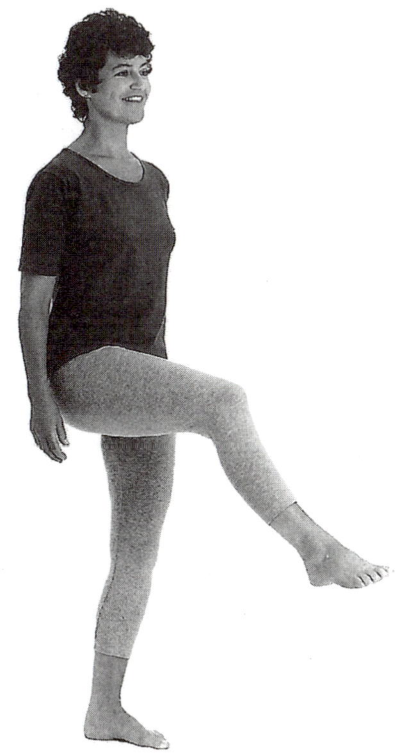

2 Luego balancee la parte inferior de la pierna, manteniéndola floja, hacia atrás y adelante desde la rodilla. Mantenga el cuerpo inmóvil y la rodilla lo más alto posible. Mantenga el estiramiento hacia arriba desde la pierna sobre la que se apoya el cuerpo.

3 Luego balancee toda la pierna, manteniéndola floja, desde la articulación de la cadera, con el tronco erguido y los brazos inmóviles y relajados. Relaje la tensión en los hombros y en el rostro, mientras *espira*.

Mientras sigue de pie sobre la misma pierna, invierta los movimientos anteriores. Balancee desde la rodilla y luego el tobillo. Haga una *aspiración* profunda, llevando todo el cuerpo hacia arriba. Cuando *espire*, lleve el pie levantado hacia el suelo y párese con firmeza sobre él. *Aspire*, levante el otro pie y la rodilla y repita toda la secuencia.

Cuando haya terminado, vuelva a la Tadasana, descanse y practique la autoobservación –manteniendo la mente en su cuerpo– hasta que las pulsaciones y la respiración sean completamente relajadas. Continúe con su práctica del yoga, sintiéndose equilibrado, centrado, concentrado y alerta.

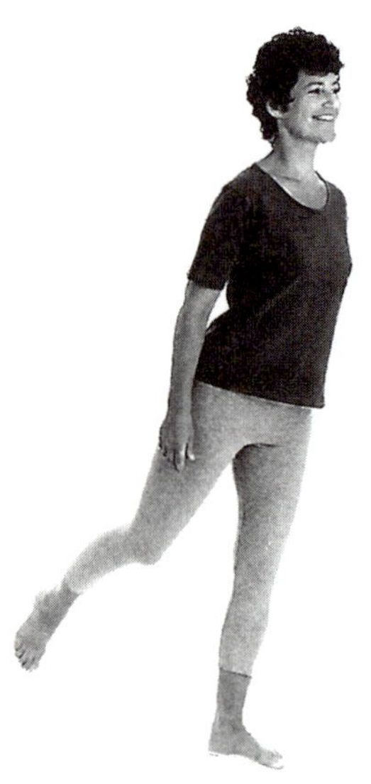

Muñeca de trapo

Para relajarse después del estiramiento practicado en los ejercicios anteriores tal vez quiera dejarse caer hacia adelante, con las rodillas muy flexionadas, y balancear el tronco y los brazos flojos de lado a lado.

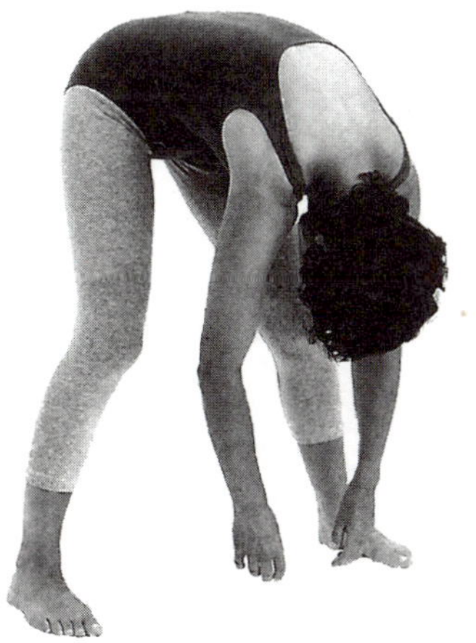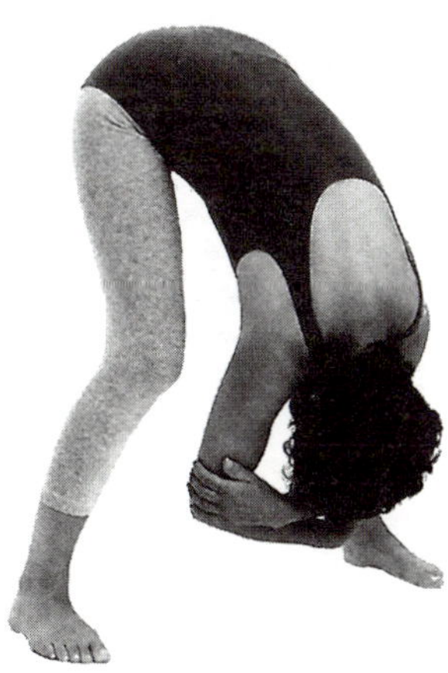

5

Estiramientos en el suelo

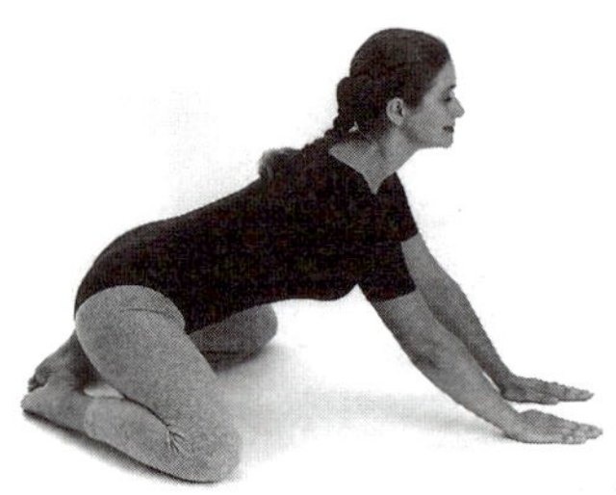

Deje que la gravedad le sostenga

Ahora tendrá que dirigir su atención hacia movimientos de flexibilización. Casi todos necesitamos aflojar, estirar y calentar los músculos antes de intentar cualquier ejercicio exigente. La cantidad y el tipo de flexibilización que necesite depende de muchos factores.

Quizá se sienta renovado y relajado después de una buena noche de sueño. Luego de hacer los ejercicios de equilibrio permaneciendo de pie tal vez quiera realizar ejercicios de flexibilización desde esa posición. O quizá se sienta cansado, estresado, rígido, fuera de práctica o incluso mal. Es probable que un estremecimiento recorra su cuerpo ante la idea de tener que realizar una actividad enérgica. Si es así, utilice la fuerza de la gravedad para que le sostenga mientras realiza sus ejercicios. Los ejercicios de pie son los más exigentes, mientras que los que se realizan acostado son los más descansados.

Muy pronto se sentirá más activo, pues los ejercicios siguientes estimulan el flujo de energía en la columna vertebral, además de aflojar las articulaciones y calentar los músculos. Trabajan desde la base de la columna hacia arriba, por medio de la secuencia que se indica más adelante. Realícelos en el orden dado, aunque sólo tenga tiempo para hacer cada movimiento unas pocas veces. Si se siente particularmente tenso en una zona, repita el ejercicio pertinente unas veces más.

Hacia el final de la secuencia habrá tenido una sesión de gimnasia equilibrada y, si lo desea, puede continuar sin riesgo con ejercicios más exigentes. Aunque ya haya hecho suficiente por hoy, seguirá sintiéndose mucho mejor que cuando empezó. La práctica regular de esta secuencia brinda resultados sorprendentes, reduce los dolores y entumecimientos y aumenta la flexibilidad. Le hará sentirse más joven y en mejor forma física y más a gusto con su cuerpo, y los ejercicios le resultarán cada vez más fáciles.

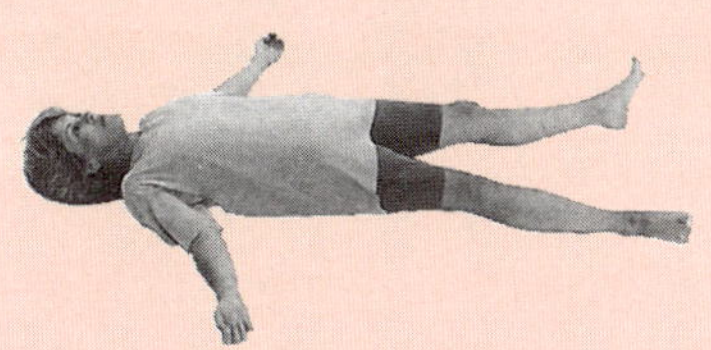

Postura inicial

Acuéstese en el suelo en Shavasana (véase capítulo 3 para instrucciones detalladas). Estírese, respire hondo y relájese durante un minuto o dos. Luego, suavemente y a su propio ritmo, comience la secuencia de ejercicios de calentamiento que se da a continuación.

Frente a la rodilla

Este movimiento estira toda la columna vertebral. Además, trabaja las caderas y la parte superior de la espalda y alivia la contracción (debida a tensión) en la región lumbar y en el cuello, que produce dolor y mala postura, agravando así la tensión. La práctica regular pone fin a este ciclo vicioso.

1 Flexione la pierna derecha y lleve la rodilla lo más cerca que pueda del pecho, mientras mantiene el cóccix (rabadilla) en contacto con el suelo. Con las manos pero sin apretar, sujétese la espinilla de la pierna flexionada, preparado para soltarla.

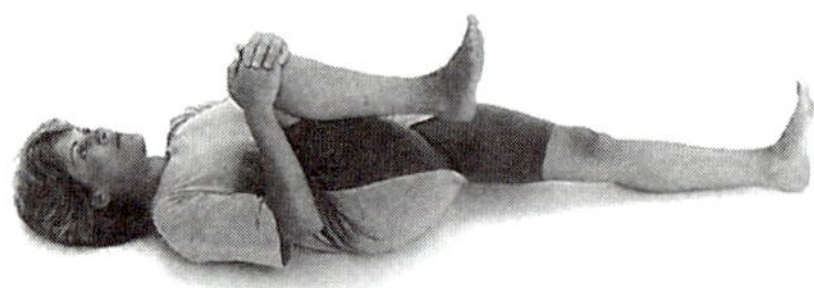

Mantenga la pierna totalmente estirada, con la rodilla recta y el pie flexionado y los dedos apuntando hacia el cielo raso. En esta posición *aspire*.

ATENCIÓN: *En todo ejercicio que comprime el abdomen, como lo hace éste, es usual comenzar con el lado derecho. Esto es para estimular el movimiento natural de la digestión, que empuja el contenido a través del intestino grueso hacia arriba en el lado derecho del abdomen (desde el apéndice). Muchos ejercicios y posiciones de yoga ayudan a evitar el estreñimiento.*

2 *Espire*, mientras levanta la cabeza, manteniendo el mentón metido hacia adentro y la parte posterior del cuello floja y relajada. Al mismo tiempo, apriete la pierna derecha contra el pecho, de modo que la rodilla y la frente se encuentren, o se acerquen. Mantenga el estiramiento en toda la pierna y el pie izquierdos.

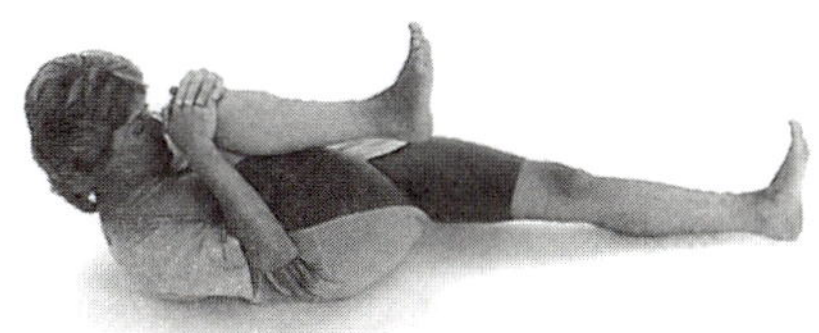

ATENCIÓN: *Este ejercicio elimina la rigidez y la tensión de los hombros y de la parte posterior del cuello siempre que mantenga el mentón hacia adentro en todo momento, de modo que pueda estirarse la parte posterior del cuello. La tensión hace que se contraiga, con lo cual el mentón se proyecta hacia afuera y arriba.*

Aspire, afloje el estiramiento en la pierna derecha y baje la parte posterior de la cabeza hacia el suelo, manteniendo el mentón hacia adentro y la pierna izquierda estirada. Repita estos movimientos, sincronizados con la respiración, hasta seis veces. Luego baje la pierna derecha, estírese en Shavasana y observe cómo se siente, especialmente en las caderas, la pelvis y el cuello.

Repita el mismo número de veces sobre el otro lado, con la pierna izquierda flexionada y la rodilla izquierda sobre el pecho. Cuando haya terminado, vuelva a estirarse en Shavasana y observe cómo se siente. ¿Está equilibrado en ambos lados, o un lado necesita un poco más de trabajo? Si es así, repita unas pocas veces sobre ese lado hasta que su cuerpo esté equilibrado.

ATENCIÓN: *Nadie nace exactamente simétrico. Podemos favorecer un lado del cuerpo más que el otro. La conciencia cultivada por la práctica del yoga nos ayuda a eliminar muchos desequilibrios que pueden causar esguinces. Por ello siempre es importante repetir todo movimiento sobre un lado el mismo número de veces sobre el otro lado y luego verificar si ambos lados del cuerpo están igual.*

En los ejercicios siguientes le sostienen los brazos, los hombros y la cabeza. Deberían estar relajados y no moverse en absoluto mientras gira hacia adentro la parte inferior del cuerpo.

Pies hacia un lado

1 Lleve los brazos hacia los lados, por debajo de la altura de los hombros y bien separados del cuerpo, con las palmas hacia arriba. Ponga el talón derecho entre, o sobre, los dedos del pie izquierdo. *Aspire.*

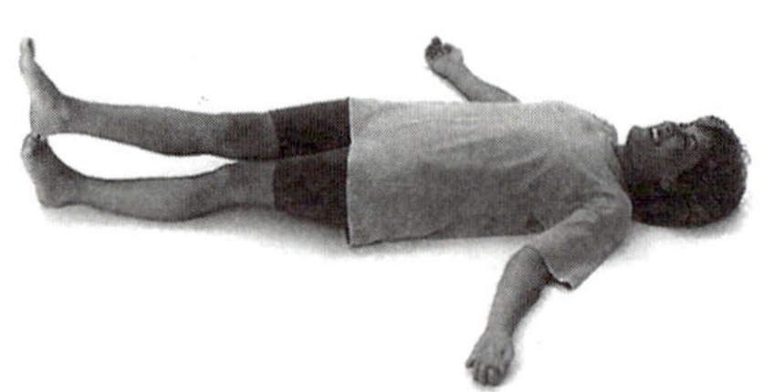

2 Cuando *espire*, lleve los pies unidos hacia el suelo sobre el lado derecho. *Aspire* mientras vuelve a llevarlos hacia arriba y *espire* mientras los deja caer hacia el lado izquierdo (¡más difícil!). Llegue hasta donde pueda sin forzar, dejando que la gravedad le ayude. *Aspire* mientras vuelve a llevarlos hacia el centro.

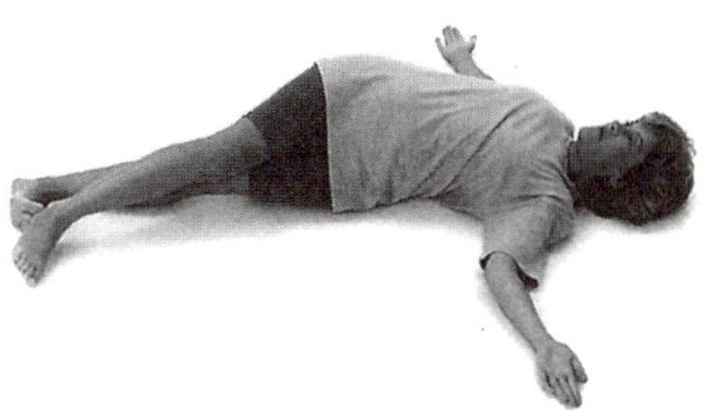

Repita la secuencia unas pocas veces, luego descanse en Shavasana y observe cómo se siente.

Apoye el talón del pie izquierdo sobre los dedos del pie derecho y repita la secuencia el mismo número de veces.

Rodilla hacia el costado

1ª Ponga el pie derecho contra la rodilla izquierda, y repita como en «Pie hacia el costado» (ejercicio anterior). Este movimiento estira más, un poco más arriba en la columna vertebral. Haga sólo lo que pueda. La flexibilidad en las caderas y en la columna mejora rápidamente con la práctica regular. Con el objeto de eliminar las tensiones existentes, toda esta serie debería ser lo más relajante posible. ¡No genere más tensión obligándose a ser flexible!

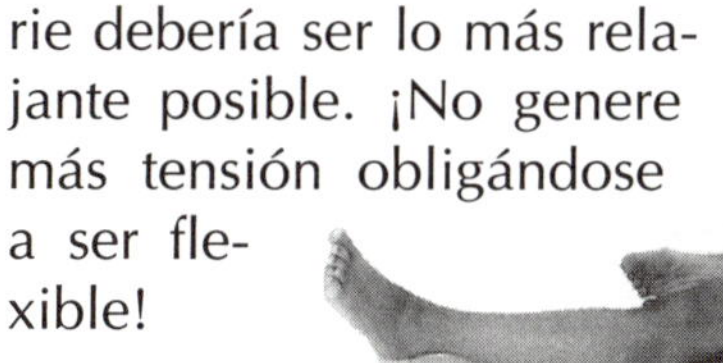

2 *Espire* cuando baje la rodilla hacia el lado derecho. *Aspire* cuando vuelva a levantarla, y *espire* nuevamente cuando la baje tanto como pueda hacia la izquierda.

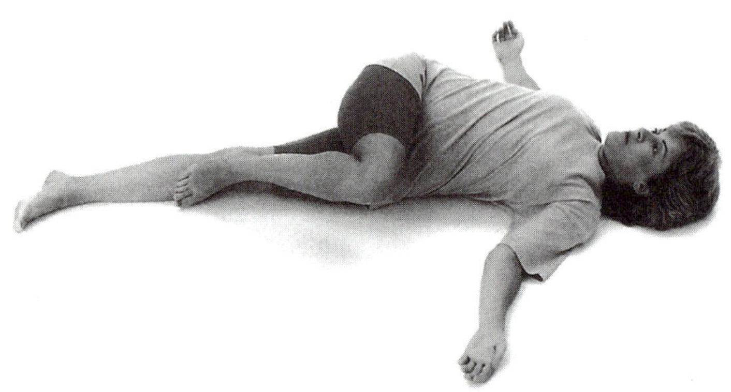

Repita esta secuencia varias veces, luego descanse en Shavasana y observe cómo se siente.

Repita la secuencia completa con el pie izquierdo contra la rodilla derecha.

Balanceo de rodillas

1 Flexione ambas rodillas. Plante ambos pies bien separados, lo más cerca posible de las nalgas. *Aspire*. Cuando *espire*, baje ambas rodillas hacia la derecha llevándolas hasta el suelo.

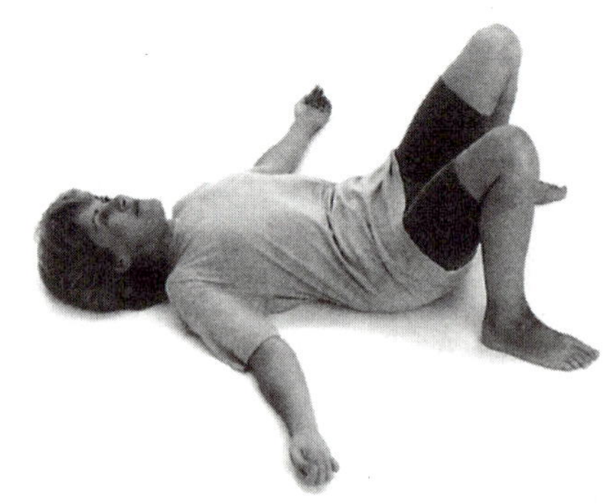

2 Cuando *aspire*, levante ambas rodillas hasta el centro y, cuando *espire*, bájelas hacia la derecha llevándolas hasta el suelo. Este movimiento estira los músculos de los muslos, que suelen estar inconscientemente contraídos debido a la tensión. Esto hace sentir las piernas livianas y ágiles. Puede requerirse un poco de práctica para llegar a tocar el suelo con ambas rodillas.

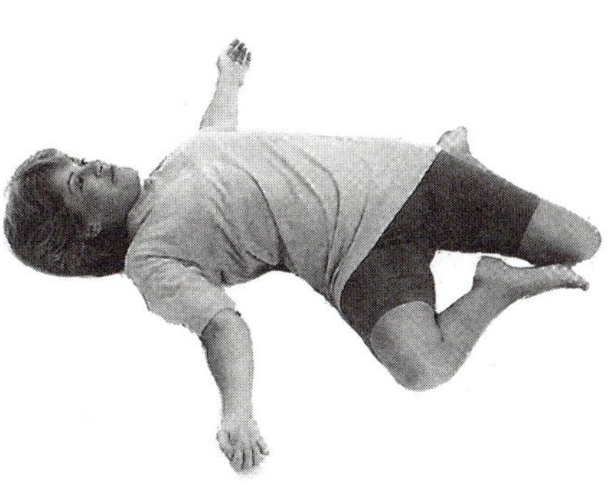

Repita varias veces sobre cada lado, hasta sentir la parte superior de las piernas blandas y relajadas.

3 El mismo movimiento puede realizarse con las rodillas y los pies juntos, lo cual lo hace más fácil. No deje que caigan y para impedirlo use los músculos de la parte interna del muslo a fin de mantener las piernas «pegadas». El efecto en la columna vertebral es moverse hacia arriba con cada secuencia. ¿Puede sentirlo?

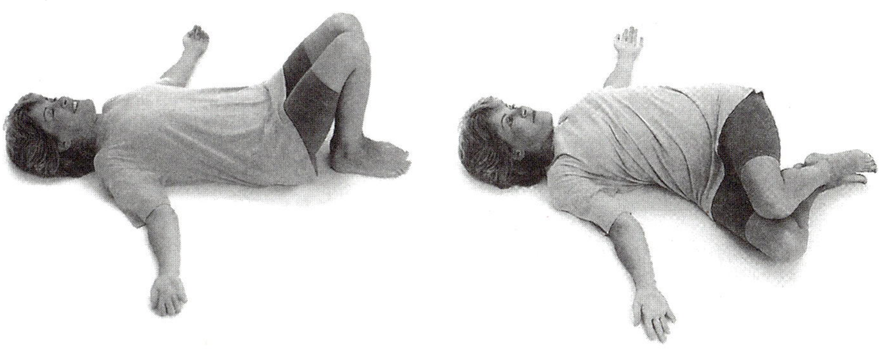

Rodillas hacia el pecho

1 Levante una rodilla a la vez (especialmente si tiene la espalda débil) y asegúrese de que toda la columna, incluido el cóccix (rabadilla), permanece sobre el suelo para aguantarle. Cuando ambas rodillas estén arriba, *aspire*.

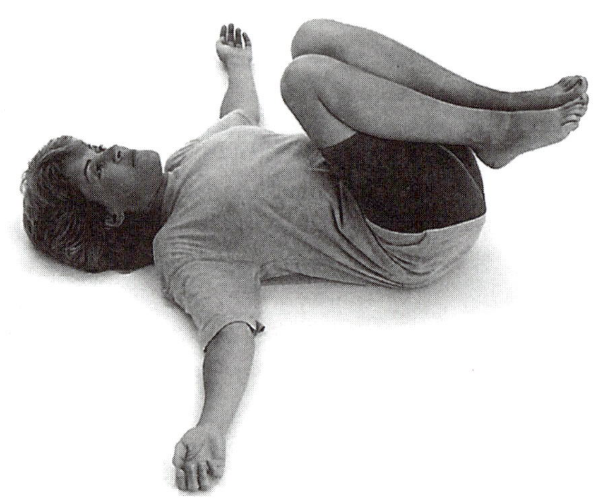

2 Baje ambas rodillas hacia la derecha mientras *espira*. Relájelas sobre el suelo y haga unas pocas respiraciones. Mientras *aspira*, levante ambas rodillas, manteniéndolas «pegadas» y utilizando los músculos abdominales y de la parte interior del muslo. Los brazos, los hombros y la cabeza no deberían moverse en absoluto, sino mantenerse totalmente relajados sobre el suelo.

Repita estos movimientos, con la respiración, unas pocas veces sobre ambos lados. Luego descanse en Shavasana y observe cómo se siente.

La siguiente versión de «Rodillas hacia el pecho» abre el

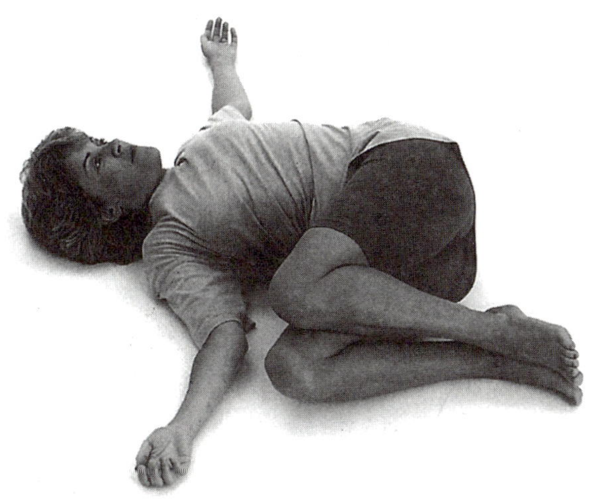

pecho y alivia la tensión en los hombros y en la parte superior de los brazos.

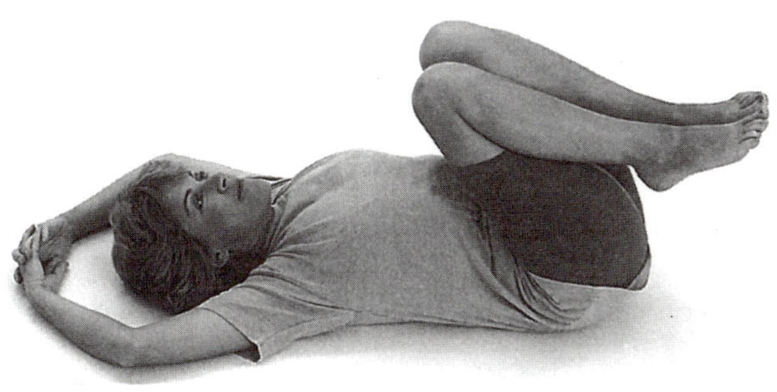

1 Con la espalda plana sobre el suelo y ambas rodillas ya sobre el pecho, cambie el brazo de posición. En términos ideales, las manos deberían estar unidas a varios centímetros detrás de la cabeza, con los codos apoyados en el suelo. ¡Esto puede requerir práctica! La cabeza, los hombros y los brazos brindan apoyo y permanecen inmóviles, como antes.

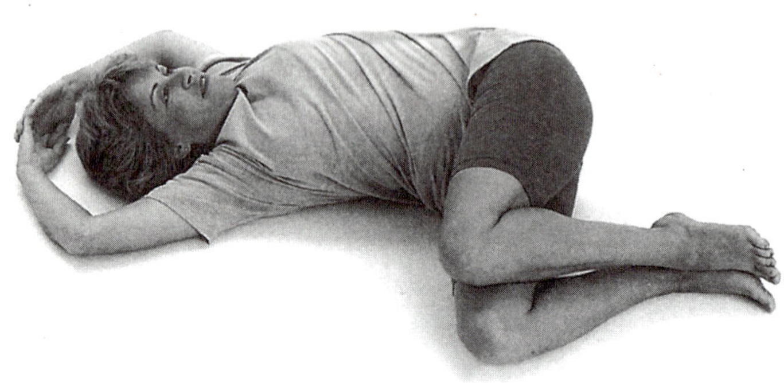

2 Alce las rodillas en dirección al centro mientras *aspira* y luego llévelas a un lado hacia el suelo mientras *espira*, alternando los lados, hasta experimentar cansancio. Luego descanse en Shavasana y observe cómo se siente.

Postura universal

Esta postura estira la parte superior de la mitad del cuerpo, en especial la parte superior de la espalda, los hombros y el cuello, que hasta ahora han sido apoyos inmóviles. Ahora la mitad inferior del cuerpo es el apoyo relajado e inmóvil.

1 Desde Shavasana gírese hacia adelante, con la cara hacia abajo. Levante la rodilla derecha flexionada lo más arriba del cuerpo que pueda, casi hasta la altura de la cintura, y tan lejos como le sea posible, llevando todo su peso sobre las rodillas de modo que siga estando más sobre la parte delantera que de lado. Asegure esta rodilla firmemente al suelo con la mano izquierda. Flexione ligeramente la pierna izquierda, de manera que esté cómoda y relajada. Lleve la mano derecha a unirse con la izquierda. Mire su mano derecha.

2 *Aspire* mientras realiza un amplio movimiento circular hacia arriba con la mano y el brazo derecho, manteniendo contacto con el suelo si puede. Observe su mano, de modo que el cuello, la cabeza y los ojos también giren. Cuando llegue al punto más lejano en este círculo, comience a *espirar*, llevando el brazo hacia abajo y detrás de usted y vuelva a tener la rodilla flexionada, sin dejar de mirarla.

Quizá encuentre que no puede mantener la rodilla flexionada y la mano en contacto con el suelo al mismo tiempo. Si éste es el caso, deje que el brazo se alce naturalmente mientras gira en redondo. Con práctica, se aflojará con mucha rapidez y se sentirá mucho más abierto y libre en torno al pecho, el cuello y los hombros.

ATENCIÓN: *Tiene que mantener la rodilla flexionada asegurada al suelo, o de lo contrario la parte superior del cuerpo no podrá estirarse y se malogrará el objetivo del movimiento.*

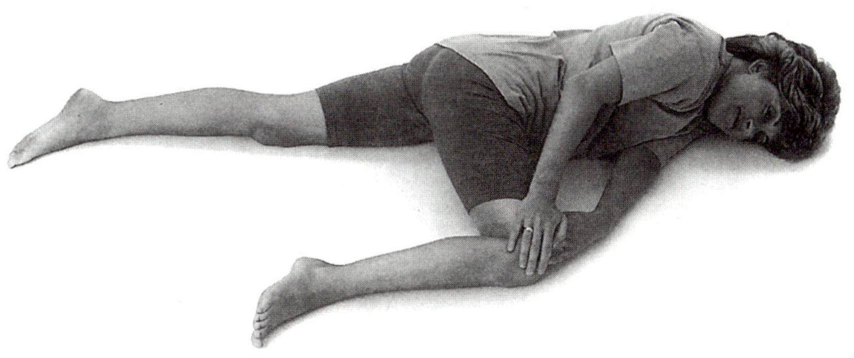

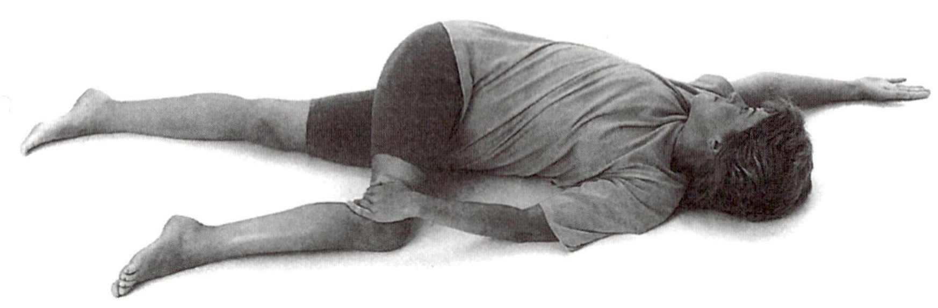

Repita el movimiento con el brazo derecho varias veces, sincronizándolo con la respiración. Si está cómodo en la posición plenamente extendida, manténgala durante algunas respiraciones lentas, relajando y liberando en el pecho a través de los músculos pectorales. Luego vuelva lentamente a la Shavasana y observe cómo se siente, antes de volver a girar sobre su frente.

Alce la rodilla izquierda flexionada y aléjela del cuerpo y repita los pasos 1 y 2 en el otro lado.

Descanse en Shavasana durante unos instantes antes de continuar, o de terminar, su práctica. Este tiempo de descanso entre posturas en muy valioso, siempre que mantenga la mente en el cuerpo (véase capítulo 13 para técnicas de relajación profunda).

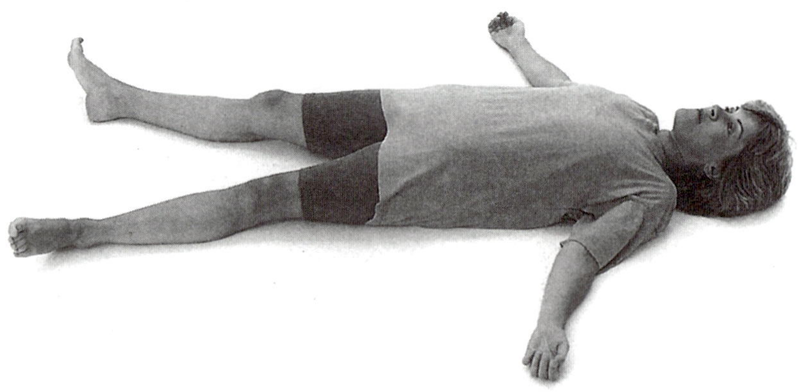

6
Ejercicios de flexibilización en posición sedente

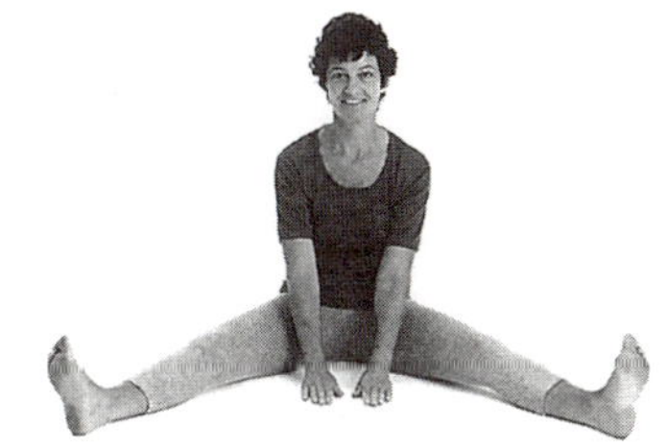

Estiramiento hacia arriba

Los equilibrios de pie descritos en el capítulo 4 eran estiramientos con muy poco apoyo, mientras que en las secuencias incluidas en el capítulo 5, que se realizan acostado, el apoyo máximo provenía del suelo. Los siguientes ejercicios en posición sedente están bien asentados, pero también implican mucho estiramiento hacia arriba.

La debilidad, la mala postura y el dolor en la región lumbar se alivian en gran medida mediante el fortalecimiento de la «parte frontal inferior». La columna vertebral es mantenida en su lugar por los músculos que están detrás y delante de ella. La falta de ejercicio, el hecho de pasarse mucho tiempo sentado y el efecto de estiramiento del parto pueden hacer que los músculos abdominales de la parte inferior se aflojen, lo cual estimula a los músculos de la región lumbar a contraerse más de lo que deberían. La tensión también provoca tirantez en la región lumbar. Los ejercicios incluidos en este capítulo reequilibran rápidamente el tono muscular en las piernas y en la columna vertebral, corrigiendo el daño que puede haberse desarrollado con los años.

ATENCIÓN: *Recuerde llevar el cóccix (rabadilla) hacia abajo, empujar el ombligo hacia adentro y levantar el esternón cada vez que aspire. Esto provoca más espacio en el abdomen y en el pecho para una respiración más profunda y plena, alivia la congestión y libera de compresión a las vértebras.*

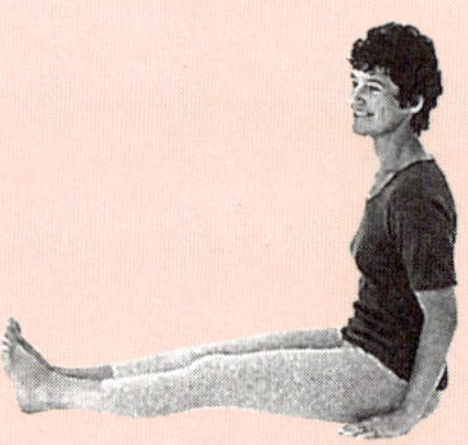

Posición inicial

Siéntese en el suelo en Dandasana (véase capítulo 2 para instrucciones detalladas). Trabaje hasta lograr una buena posición, con la columna vertical, las piernas rectas y juntas, los pies flexionados y los dedos apuntando hacia el cielo raso. Aspire cuando estire hacia arriba.

Navaja

Este ejercicio prepara a las piernas y a la espalda para inclinaciones hacia adelante más fuertes, y genera una sensación de aflojamiento en las caderas y en la región lumbar.

1 Lleve los brazos hacia arriba delante de usted a la altura de los hombros, con las manos separadas unos centímetros y las palmas mirando al suelo. Los brazos deberían permanecer paralelos al suelo durante toda la secuencia y los pies deberían mantenerse flexionados. Tiene que ser consciente de todo el cuerpo en todo momento. Las piernas rectas son el apoyo desde el cual estira hacia arriba, adelante y atrás. *Aspire* cuando *estire hacia arriba* a través de la columna vertebral.

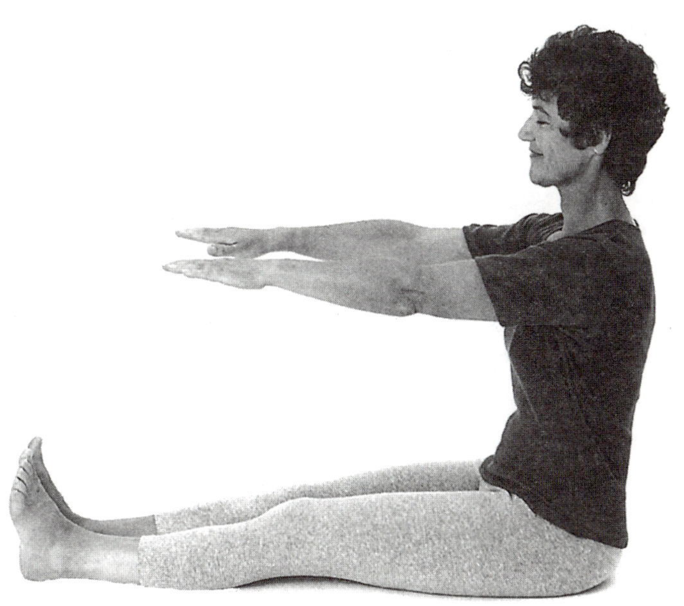

2 Cuando *espire*, inclínese hacia adelante, pivotando desde las caderas. Mantenga la columna estirada y los brazos paralelos al suelo, con las piernas rectas y los pies flexionados. Mire hacia adelante sin alzar el mentón. *Aspire* nuevamente mientras vuelve a la posición erguida.

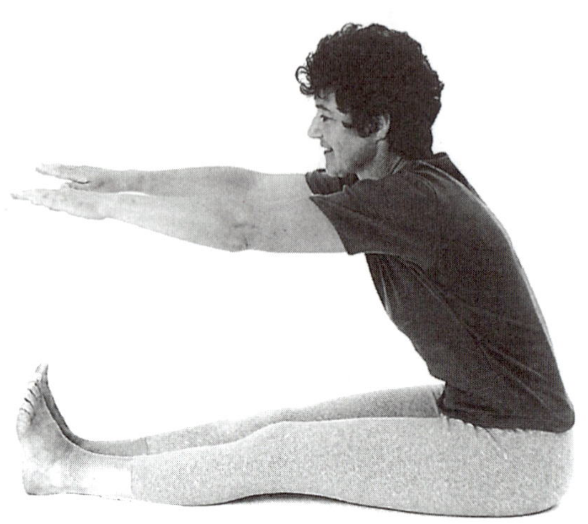

3 *Espire* mientras se inclina hacia atrás, pivotando desde las caderas y manteniendo los brazos paralelos al suelo, las piernas rectas y los pies flexionados. Mantenga la columna estirada, mientras se inclina hacia atrás tanto como pueda. Mantenga las piernas contra el suelo. *Aspire* para volver a la posición erguida. Repita la secuencia hasta que sienta que ha trabajado por completo los músculos abdominales inferiores.

Abrazarse los muslos

1 Flexione las rodillas y acerque los pies a las nalgas, de modo que pueda rodear con los brazos la parte posterior de los muslos y apretar las piernas contra el pecho, sentándose tan derecho como pueda. *Aspire* y estire la columna vertebral *hacia arriba*.

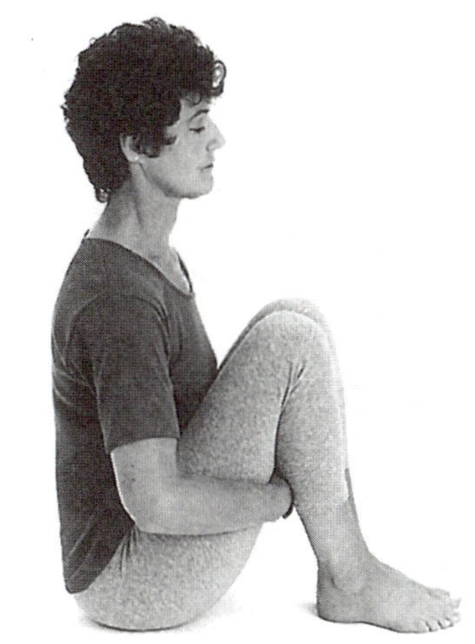

2 Cuando *espire*, deslice lentamente los pies alejándolos de usted, manteniendo contacto entre los muslos y el pecho mientras se inclina hacia adelante. Deténgase cuando necesite *aspirar* y concéntrese en enderezar la columna y mantener la cabeza en línea. No deje que el mentón asome hacia adelante. Cuando *espire*, avance un poco más con los pies hacia adelante.

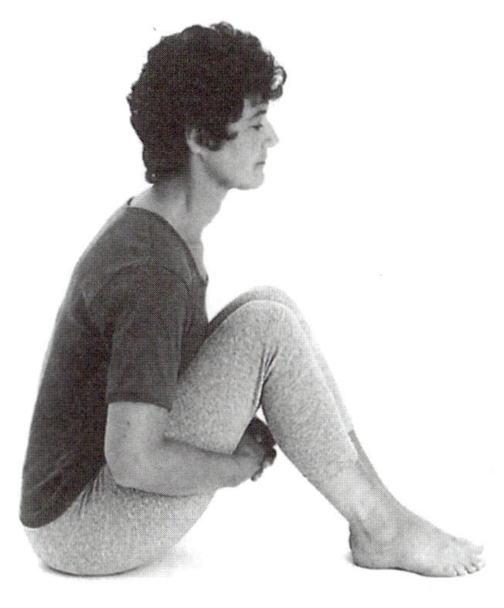

3 Continúe, sincronizando la *espiración* con el movimiento hacia adelante de los pies y la *aspiración* con el estiramiento de

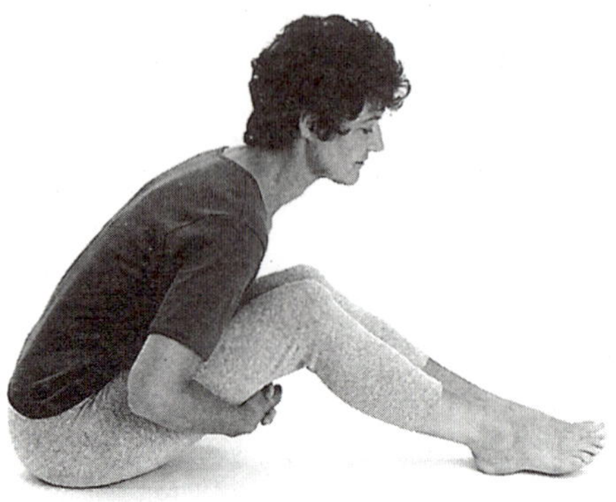

la columna y del cuello, hasta que los muslos comiencen a separarse del pecho. Luego deténgase y mantenga la posición durante varias respiraciones naturales.

Inclinación hacia adelante

Cuando (¡o si!) las piernas llegan a estar casi rectas en el paso 3 de «Abrazarse los muslos», puede sacar los brazos de debajo de éstos y ponerlos en la posición clásica: cabeza sobre las espinillas, codos a ambos lados de las piernas rectas, antebrazos descansando en el suelo, y palmas cerca de los pies, vueltas hacia arriba. Permanezca en esta posición con una respiración natural y lenta hasta sentir tensión (respiración irregular, temblor en las piernas o dificultad para mantener la postura).

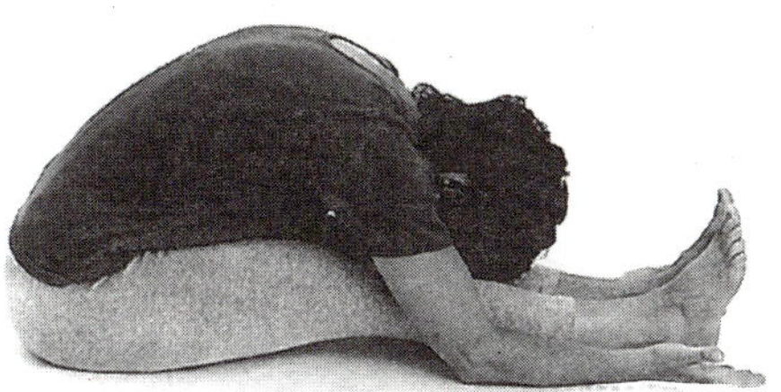

Alivio arqueando la espalda

Muy suavemente, salga de la posición «Inclinación hacia adelante» y siéntese durante un momento en Dandasana. Quizá desee estirar la columna de la manera contraria, como una «contrapostura» a la inclinación hacia adelante.

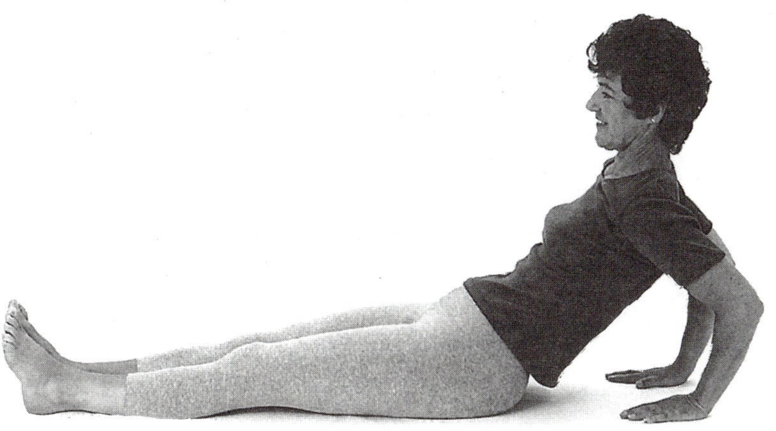

1 Lleve los brazos detrás de usted e inclínese hacia atrás apoyándose sobre las manos, que deberían estar apuntando hacia los pies para mantener en línea las articulaciones de los hombros y de los brazos («articulación sobre articulación»). Flexione los codos, *espire* y relaje la espalda.

2 Cuando *aspire*, estire rectos los brazos, arquee la espalda y empuje hacia arriba el esternón tan alto como pueda, para estirar la parte frontal del cuerpo.

Repita unas pocas veces, lentamente y con conciencia de cómo se siente su cuerpo.

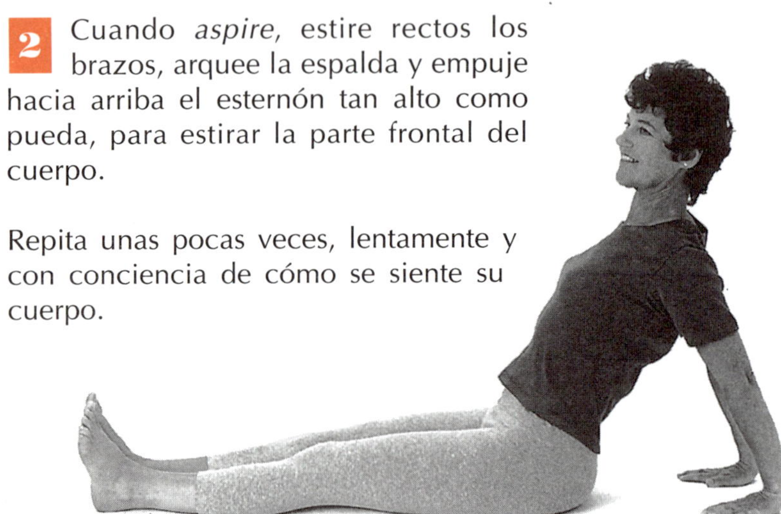

Caminata de los dedos de la mano

Ésta es una fuerte secuencia que afloja y abre las caderas y estira los músculos de la parte interna de los muslos y de las nalgas. ¡Hágala con suavidad! En nuestro estilo de vida occidental no solemos abrir mucho las piernas ni ponernos en cuclillas sobre el suelo. Nos sentamos, nos ponemos de pie y caminamos con las piernas juntas. Como resultado de ello tenemos tendencia a sufrir de problemas en las articulaciones de la cadera en etapas ulteriores de la vida. Esta secuencia sirve para aliviar o impedir la rigidez en las caderas, que puede hacerle sentirse nada flexible la primera vez que intente hacer estos ejercicios. ¡Con un poco de práctica moderada, pero persistente, pronto comprobará una gran mejora!

La «Caminata de los dedos de la mano» es una excelente preparación para Siddhasana, la postura sedente clásica que se utiliza para respiración y meditación (véase capítulo 13).

1 Comience con una buena Dandasana con estiramiento hacia arriba. Separe las piernas tanto como pueda, manteniendo la columna vertebral erguida. Mantenga las piernas rectas y los pies flexionados, con los dedos hacia arriba, ¡estirando nuevamente los músculos de la corva! El hecho de permanecer muchas horas sentado los acorta; también lo hace el estar de pie y caminar con tacones altos. Mantenga ambas nalgas en contacto con el suelo en todo momento.

Coloque ambas manos sobre el suelo delante de usted y *aspire*, estirando *hacia arriba*. Cuando comience a *espirar*, «camine» con los dedos de la mano hacia adelante a lo largo del suelo, flexionando el cuerpo desde las caderas. Deténgase y estire la columna *hacia arriba* mientras *aspira* y continúe «ca-

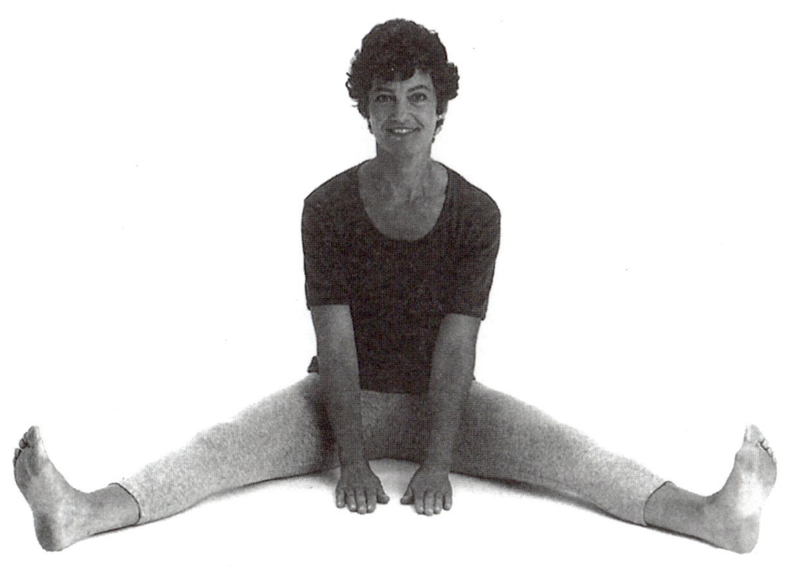

minando» con los dedos hacia adelante mientras *espira*. Repita hasta llegar lo más lejos posible, luego deténgase y mantenga la posición con respiración natural. Debería sentir que los músculos de los muslos se relajan, «aflojándose» cada vez que *espira*. Cuando haya mantenido lo suficiente esta posición, vuelva a «caminar» lentamente con los dedos. Repita si lo desea.

2 Ahora ponga una mano a cada lado de la pierna derecha y «camine» con los dedos a lo largo del suelo en dirección al pie flexionado, mientras *espira*. Recuerde mantener la espalda recta y el pie izquierdo flexionado, ¡con la nalga izquierda sobre el suelo! Mantenga la posición mientras *aspira* y «camine» más mientras *espira*. Repita hasta que no pueda estirar más sin levantar la nalga izquierda. Deténgase allí y mantenga, con una respiración natural. Cuando esté preparado, «camine» con los dedos de los manos hacia atrás muy suavemente.

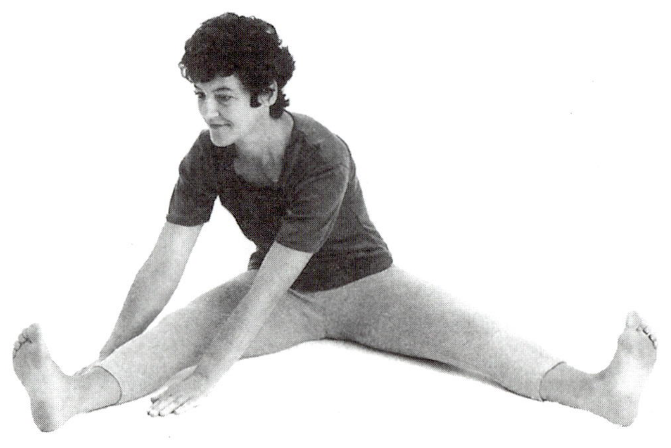

3 Repita sobre el otro lado ¡y observe con cuánta diferencia responde su cuerpo en uno y otro lado! No fuerce al lado más rígido. Es mucho más probable que se relaje si lo hace con suavidad.

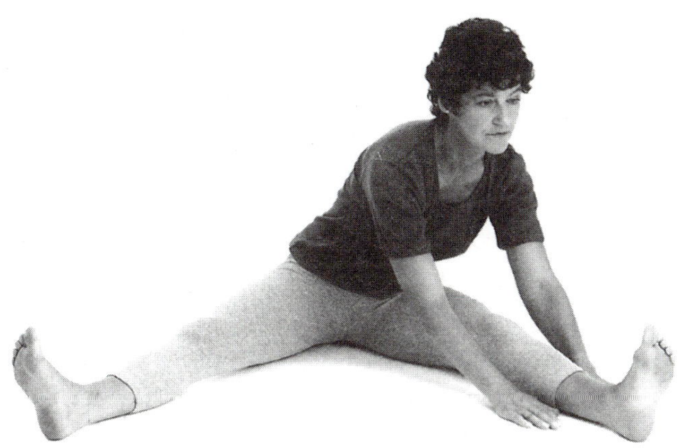

Es posible que las posiciones que se muestran aquí, con el mentón apoyado en las manos y los codos en el suelo, sólo las pueda realizar después de una práctica considerable de las etapas anteriores. ¡Sin embargo, algunas personas se aflojan con

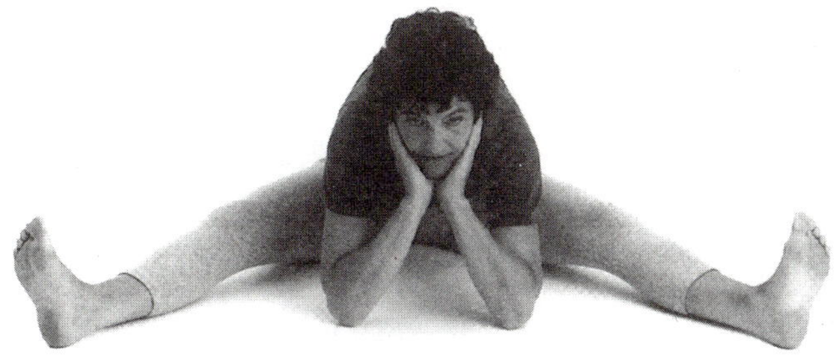

mucha facilidad! Escuche a su cuerpo y respete lo que le dice. Cuanto más abiertas estén las piernas, más cerca del suelo estará el mentón. Mantenga la mente en todo su cuerpo: las piernas rectas, los pies flexionados, las nalgas sobre el suelo.

El yoga se interesa siempre por todo el cuerpo, además de la respiración, la concentración, y una actitud relajada y serena. ¡El esfuerzo estresante no es yoga, sólo es gimnasia!

Cuando haya terminado con toda la «Caminata de los dedos de la mano» que quiera hacer, siéntese erguido muy suavemente y descanse sobre las manos, colocadas sobre el suelo detrás de usted como apoyo. Observe cómo se siente.

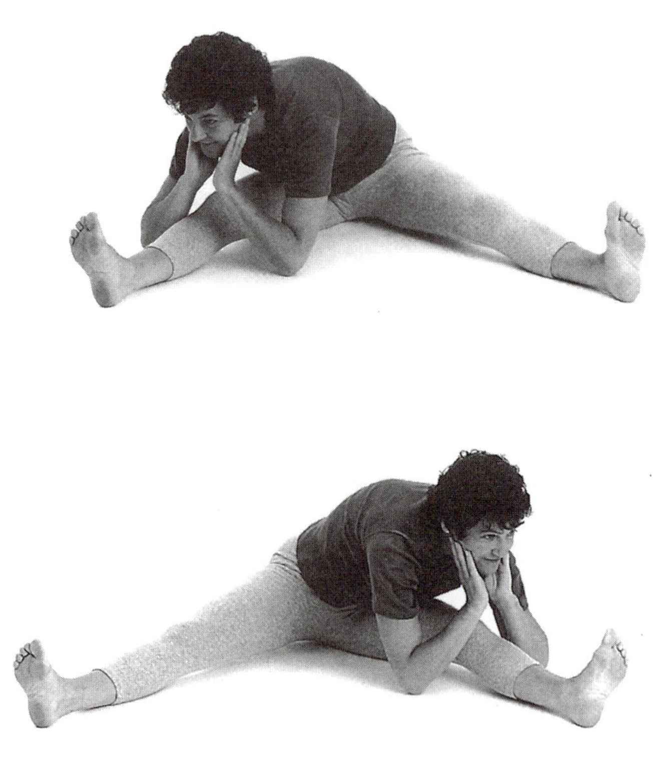

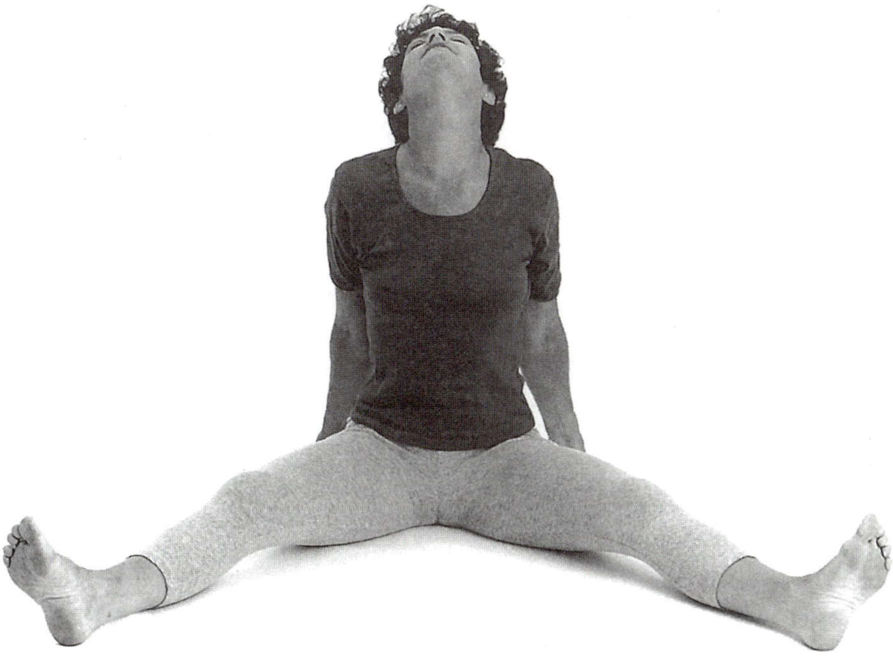

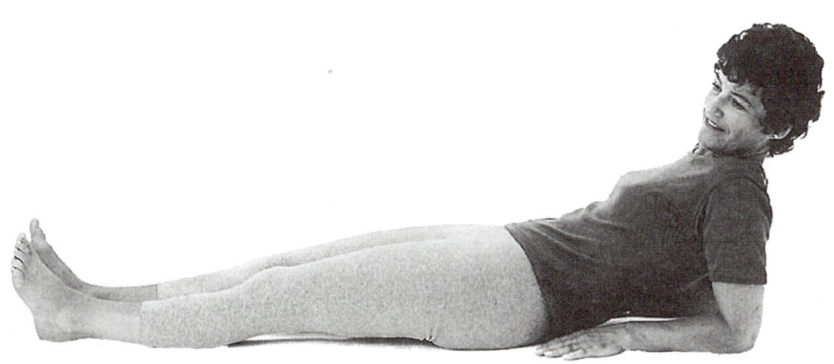

Variación del alivio arqueando la espalda

Quizá quiera hacer el «Alivio arqueando la espalda» (véase página 69) de la flexión hacia adelante clásica, o preferir esta variación.

1 Junte los pies e inclínese hacia atrás sobre los codos, con los antebrazos paralelos y los dedos de las manos apuntando hacia adelante. Ponga en línea los codos debajo de los hombros («articulación sobre articulación»).

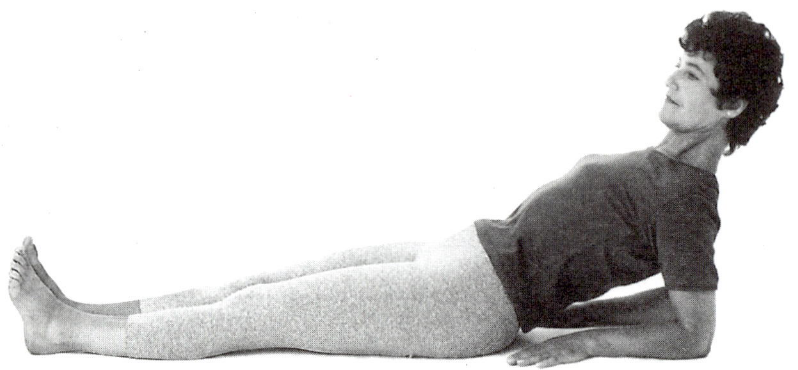

2 Relaje mientras *espira* y levante el esternón, arqueando la espalda mientras *aspira*. Repita hasta que el cuerpo se sienta cómodo y recuperado después de los agotadores ejercicios de inclinación hacia adelante.

A veces también es útil hacer el «Alivio arqueando la espalda» antes de comenzar cualquier secuencia de inclinación hacia adelante. Recuerde utilizarlo siempre después de cualquier actividad de inclinación hacia adelante prolongada, como los trabajos de jardinería.

7
Movimiento armonioso

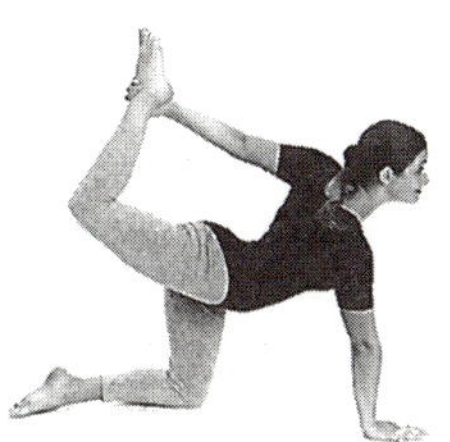

El trabajo de los hombros y de los brazos

El capítulo anterior incluía secuencias que estiran la mitad inferior del cuerpo. La mitad superior también necesita ejercicios de flexibilización. Los músculos pectorales que recorren el pecho suelen llegan a estar tensos como resultado de una mala postura habitual, que redondea los hombros y estrecha el pecho. La tensión nerviosa en torno al cuello, los hombros y la parte superior de los brazos también produce tensión en los músculos, que puede aliviarse con movimientos de estiramiento.

Los brazos y las manos se tonifican y se fortalecen al aguantar el peso del cuerpo. Esto contrarresta el efecto debilitador de llevar objetos pesados, como las bolsas de la compra o portafolios, que tiran de los hombros hacia abajo y afuera de la posición. Todas las secuencias siguientes comienzan a partir de Vajrasana.

Posición inicial

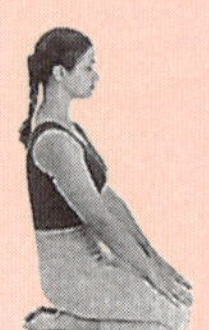

Arrodillado en Vajrasana (véase capítulo 3 para instrucciones detalladas). Aquí el apoyo es suministrado por las piernas dobladas, con la columna vertebral erguida desde esta base. Manténgase en una posición estable y observe su respiración durante unos minutos.

Estiramiento de hinojos

1 Cuando *espire*, avance lentamente con los dedos de la mano por el suelo, manteniendo las nalgas sobre los talones, si es posible. Haga una pausa para estirar hacia arriba la columna vertebral mientras *aspira*. Cuando *espire* avance un poco más con los dedos.

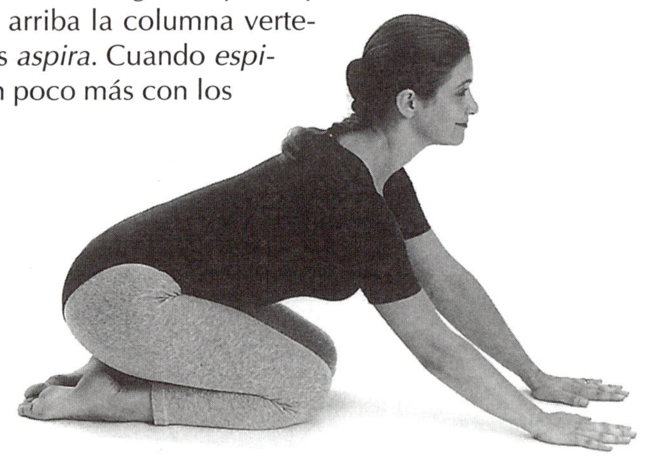

2 Repita hasta estar plenamente estirado, luego (respirando naturalmente) estire los dedos de las manos hacia afuera como si estuviese colgado de un precipicio y quisiera agarrarse mejor. Ésta es una postura maravillosamente «restauradora», que realinea la columna después de cualquier actividad que la comprima, como conducir un coche o estar sentado durante un tiempo prolongado, o llevar objetos pesados.

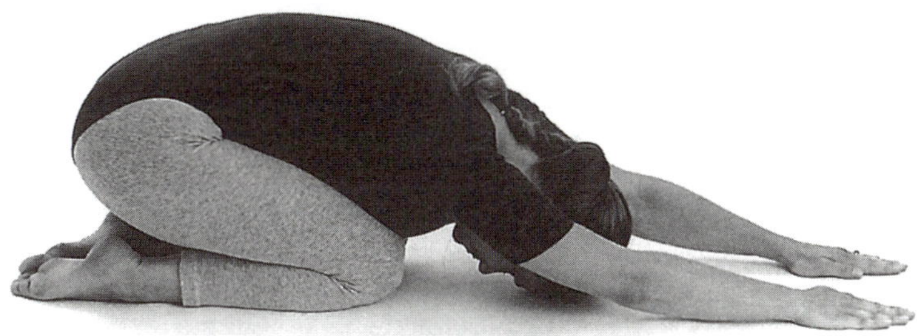

Estiramiento del diamante

Este ejercicio es una variación del «Estiramiento de hinojos», que también estira en las caderas y acomoda un abdomen abultado, como en el embarazo.

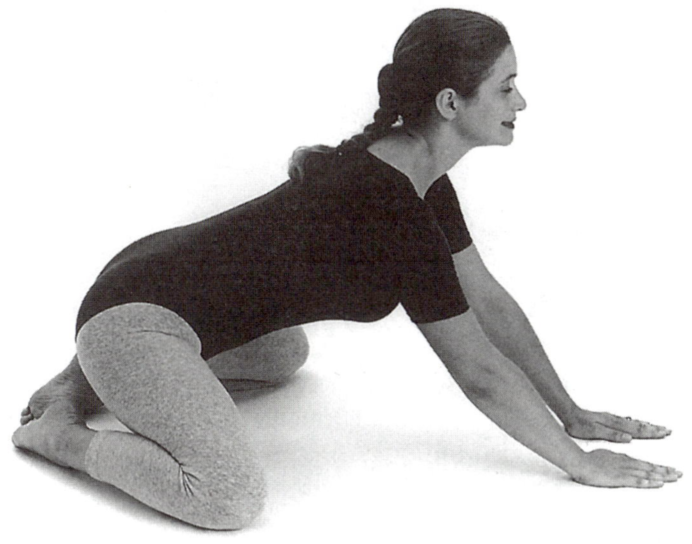

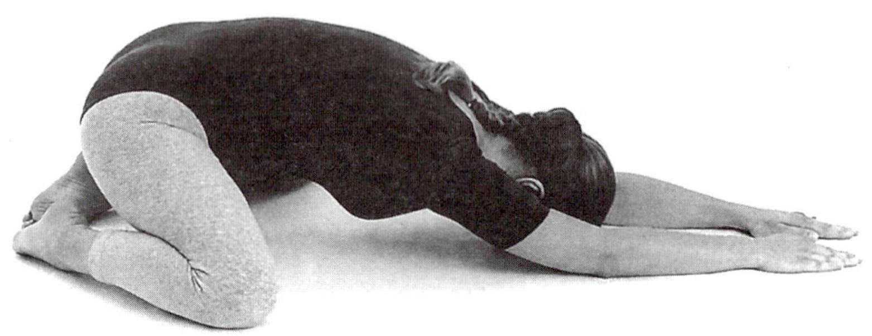

La rana

Apoyar los codos en el suelo y la cabeza en las manos es una variación muy cómoda para muchas personas.

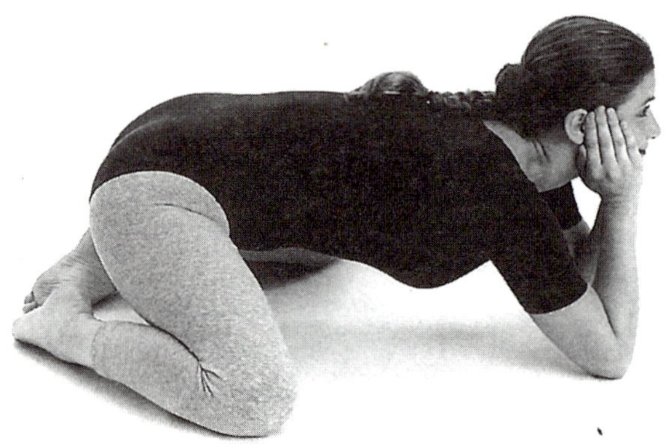

El niño

Desde el «Estiramiento de hinojos», una vez que la columna vertebral está plenamente extendida, lleve los brazos en torno a las piernas y cójase los pies, si puede alcanzarlos. ¡Mantenga las nalgas sobre los talones!

Si considera que necesita un descanso entre secuencias, suele ser útil practicar una de estas dos posturas.

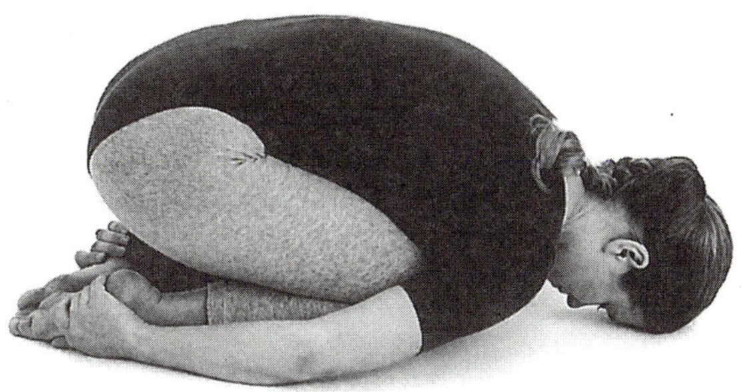

Estiramiento del gato

1 A partir del «Estiramiento de hinojos», levante las nalgas desde los talones y lleve el peso del cuerpo hacia adelante sobre las manos, que ya están estiradas hacia afuera y separadas según el ancho de los hombros («articulación sobre articulación» para recibir el peso sin riesgo). Haga que las rodillas estén a una distancia equivalente al ancho de las caderas («articulación sobre articulación») y póngase en «cuatro patas» con la columna vertebral y el cuello rectos. Tómese tiempo para adaptarse a la posición, de modo que la columna no se sienta ni excesivamente estirada ni comprimida y el peso del cuerpo esté equilibrado de manera uniforme.

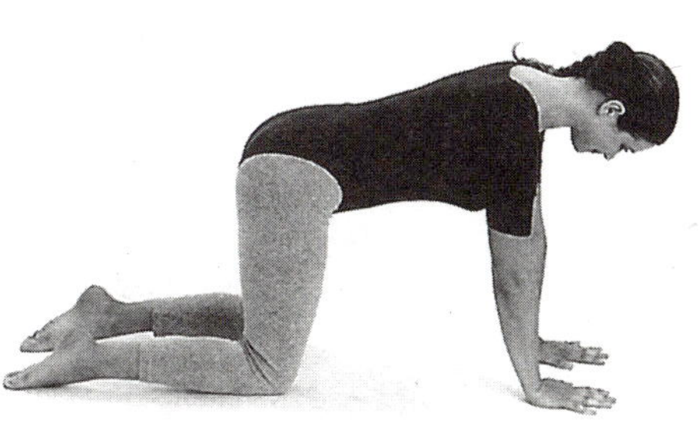

ATENCIÓN: *¡Mantenga los brazos completamente rectos!*

2 Cuando *aspire*, lleve la cintura hacia abajo en dirección al suelo y mire *hacia arriba* en dirección al cielo raso, estirando toda la parte frontal del cuerpo.

3 Cuando *espire*, lleve la cintura hacia arriba en dirección al cielo raso y mire *hacia abajo*, con la cabeza metida entre los brazos rectos, centrándose en el ombligo. Esto estira toda la parte posterior del cuerpo. Ésta es una buena secuencia para hacer una visualización. Imagine que una luz *sube* por su columna vertebral cuando *aspira* y *desciende* por ella cuando *espira*.

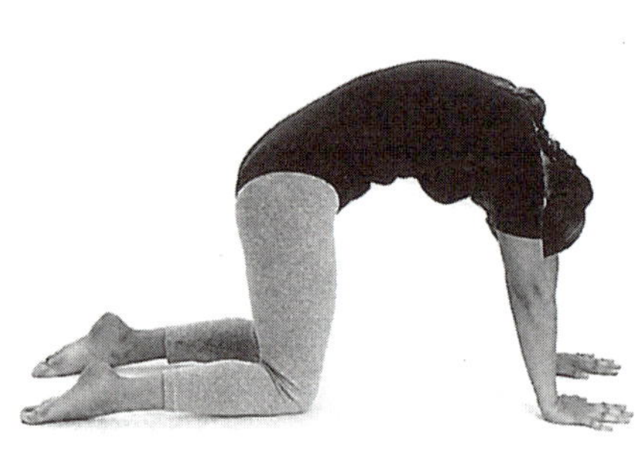

Repita estos movimientos de una manera suave y fluida, sincronizada con la respiración, hasta que sienta que ha aflojado toda la columna vertebral, incluido el cuello. El «Estiramiento de gato» brinda gran conciencia de la columna y también flexibilidad. Vuelva al «Estiramiento de hinojos».

Estiramiento del tigre

Desde la posición del «Estiramiento del gato», levante el brazo y la pierna opuestos y estírelos hacia afuera horizontalmente. Cuide que los brazos vayan hacia adelante y las piernas hacia atrás, ¡no los desvíe hacia los lados! Equilíbrese durante un rato, luego vuelva a la posición inicial y repita con el otro brazo y la otra pierna. También puede experimentar con levantar un brazo y una pierna sobre el mismo lado. Esto es un estupendo equilibrio y un buen estiramiento.

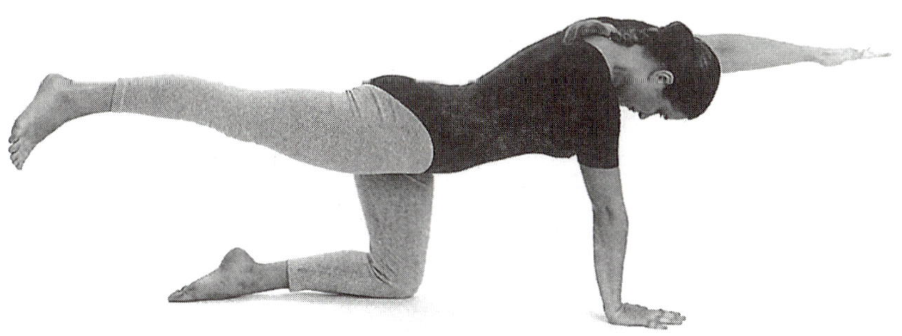

Arco del tigre

Desde el «Estiramiento del tigre» puede continuar levantando el pie extendido lo más alto posible, flexionando la rodilla. Mientras lleva el brazo detrás de usted, sujete el pie con la mano estirada hacia afuera. Para mantener el equilibrio muévase lentamente. Mire *hacia arriba* y estire *hacia arriba* el pie y la mano juntos. Manténgase en equilibrio durante un rato, luego vuelva a la posición inicial y repita con el otro pie y el otro brazo. El «Arco del tigre» también puede hacerse levantando el brazo y la pierna del mismo lado.

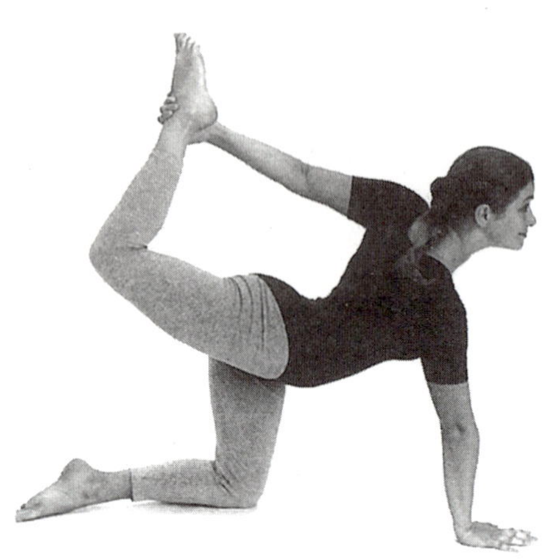

ATENCIÓN: *Asegúrese de que trabaja con los pies descalzos sobre una superficie no deslizante para todas las posiciones que se describen a continuación.*

El perro

1 Desde la posición «Estiramiento del gato», levante los talones y lleve los dedos de los pies hacia abajo.

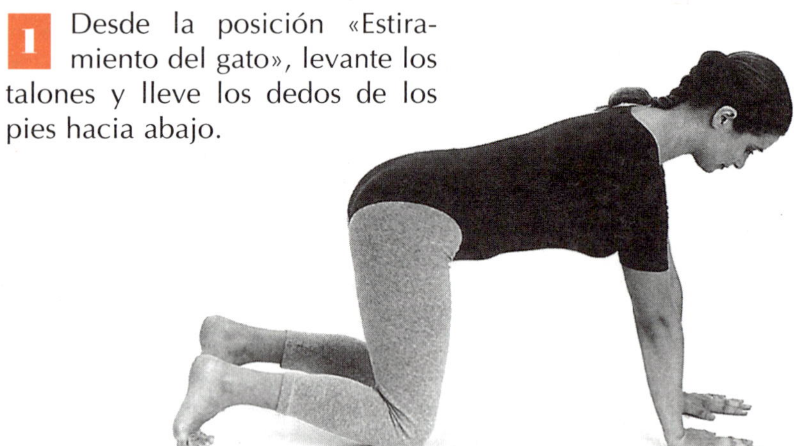

2 Luego apóyese sobre los dedos de los pies y álcese tanto como pueda, levantando las nalgas y manteniendo la columna vertebral y los brazos rectos. *Aspire*.

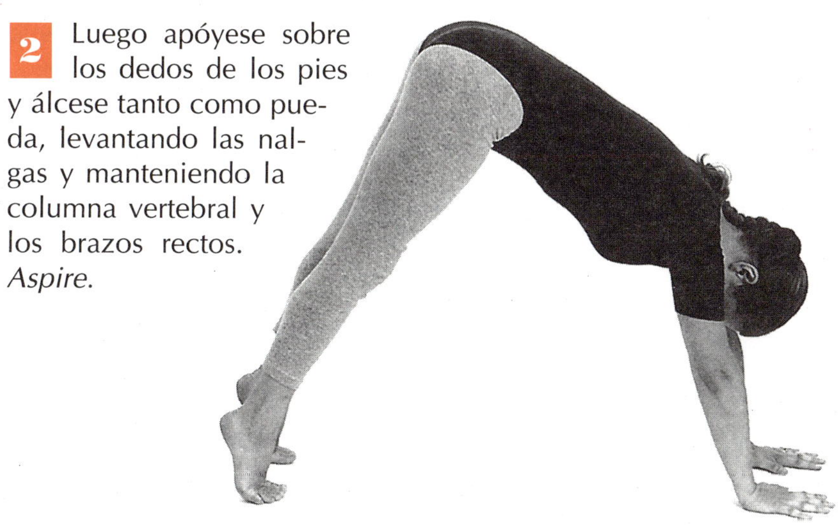

3 Cuando *espire*, lleve la cabeza y los hombros hacia abajo en dirección al suelo. Mantenga la posición mientras *aspira* y mejórela mientras *espira*. Repita hasta sentir que los brazos y la columna están en línea recta.

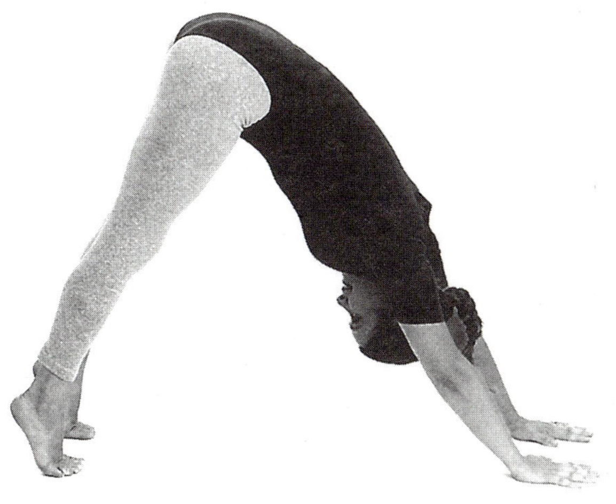

4 Luego, comience a trabajar para llevar los talones hacia el suelo. Esto estirará los músculos de la corva y la parte posterior de las piernas. Puede ayudar el hecho de bajar un talón cada vez, en una «danza» rítmica sincronizada con la respiración. Mantenga también la coronilla de la cabeza empujando hacia el suelo.

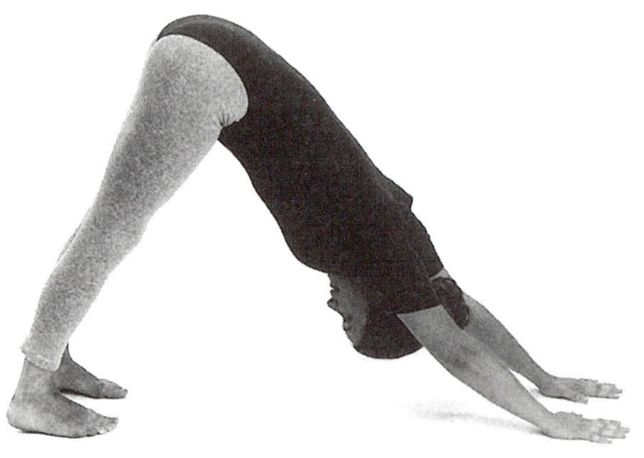

ATENCIÓN: *«El perro» es una posición invertida, donde la cabeza está más baja que el corazón. No permanezca en ella si siente que la sangre se le va a la cabeza, el corazón le late con fuerza o la respiración se vuelve irregular. Estos pueden ser signos de tensión en el sistema cardiovascular. «El perro» es un buen test para determinar el grado de salud del corazón y de las arterias, porque es muy fácil salirse de la postura. Simplemente levante la cabeza y baje las rodillas hacia el suelo, luego descanse en una de las posiciones indicadas más arriba. La práctica regular del yoga beneficia al corazón y a las ar-*

terias, porque equilibra al sistema nervioso autónomo y alivia el estrés. Por lo tanto, quizá quiera verificar de vez en cuando si esta postura le produce o no algunas de las molestias descritas en párrafos anteriores. Si lo hace, quizá sea prudente consultar al médico.

La tabla

Este ejercicio es parte de una secuencia dinámica y enérgica que combina muchos de los movimientos que se dieron en párrafos precedentes. Desde «El perro», lleve el peso de su cuerpo hacia adelante en dirección a las manos mientras *aspira*, de modo que el cuerpo quede en línea recta. Es útil hacerlo en presencia de un amigo para que pueda verificar la postura, pues somos menos conscientes de la parte trasera de nuestro cuerpo que de la delantera. Cuando *espire*, vuelva a la posición de «El perro», o a «La tabla lateral» que se muestra abajo.

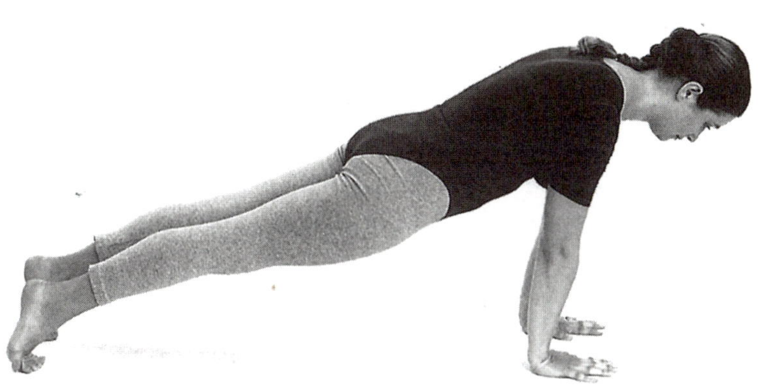

La tabla lateral

Desde «La tabla», lleve todo el cuerpo hacia un lado e incline su peso sobre un brazo y un pie solamente, mientras *espira*. ¡Sonría! Cuando *aspire*, vuelva a «La tabla» y luego repita «La tabla lateral» sobre el otro lado, mientras *espira*.

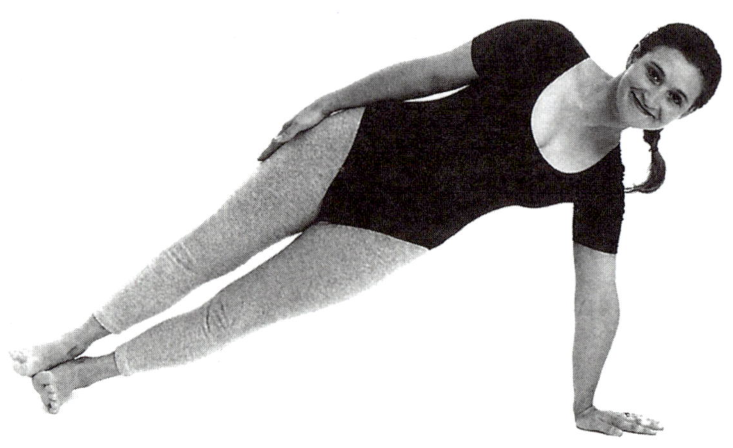

La secuencia completa

Comience con Vajrasana.

Espire mientras pasa al «Estiramiento de hinojos».

Aspire cuando pase al «Estiramiento del gato».

Espire cuando pase a la postura de «El perro».

Aspire cuando pase a «La tabla».

Espire cuando pase a «La tabla lateral».

Aspire cuando vuelva a «El perro».

Espire cuando pase a «La tabla lateral» sobre el otro lado.

Aspire cuando vuelva a «La tabla».

Espire cuando vuelva a «El perro».

Aspire cuando vuelva al «Estiramiento del gato».

Espire cuando vuelva al «Estiramiento de hinojos».

Aspire cuando vuelva a la postura «Vajrasana».

Repita la secuencia, o descanse en el «Estiramiento del diamante», de «La rana» o de «El niño».

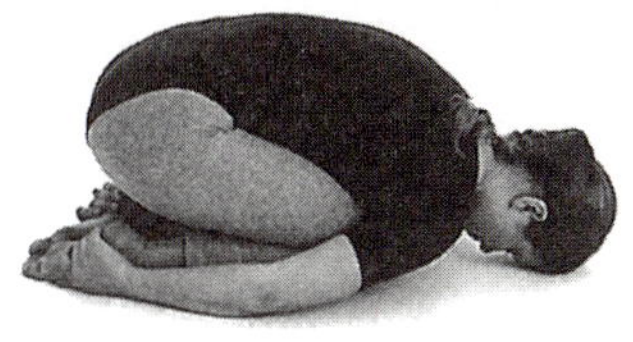

8
Ejercicios de flexibilización de pie

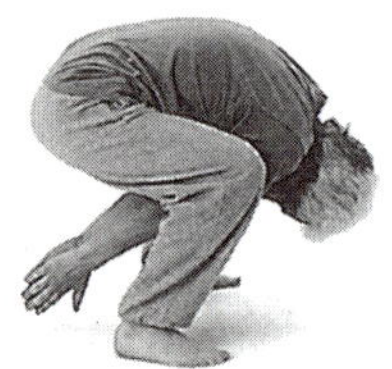

Para fuerza y vitalidad

¡Las secuencias que se describen en este capítulo realmente hacen que la sangre bulla y que la energía se ponga en marcha! El yoga puede hacer maravillas para la columna vertebral, en la medida en que practique la autoconciencia y la relajación, así como los movimientos físicos. Pase por los movimientos siguientes mientras los sincroniza con su respiración. ¡Disfrute de la sensación de alivio y de bienestar físico que puede brindar la actividad enérgica!

Al mismo tiempo, acuérdese de permanecer centrado y relajado. Si alguno de los movimientos le parece difícil, simplemente vaya más lento dando tiempo al cuerpo para adaptarse cuando abandona una posición y entra en otra. Deténgase y descanse toda vez que sienta que lo necesita, centrándose en respirar *lentamente*.

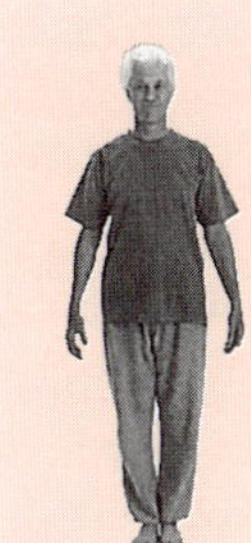

Posición inicial

Todas las secuencias incluidas en este capítulo comienzan en Tadasana. Concédase tiempo y tómese el trabajo de permanecer de pie y erguido, «articulación sobre articulación» (véase capítulo 3 para instrucciones detalladas).

Sentadillas

1 Separe los pies unos 60-90 cm, con los dedos vueltos hacia afuera unos 45 grados. Esto es para asegurar que cuando flexione las rodillas hacia afuera estén alineadas directamente sobre los tobillos y los pies («articulación sobre articulación»). Ajuste la posición hasta que pueda flexionar las rodillas cómodamente y mantener los arcos de los pies levantados. El peso debería estar siempre sobre la parte exterior de los pies, con los tobillos sobre los talones, sin que caigan hacia adentro y hagan que los arcos se venzan.

Puede requerirse cierta práctica para fortalecer y alinear los tobillos y los pies, de modo que permanezcan firmemente en su lugar mientras flexiona las rodillas.

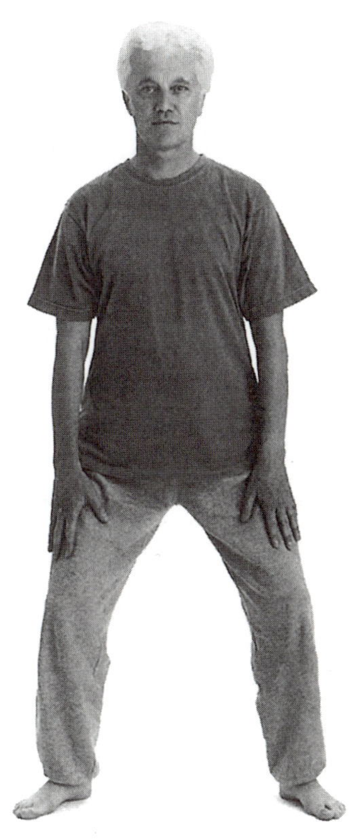

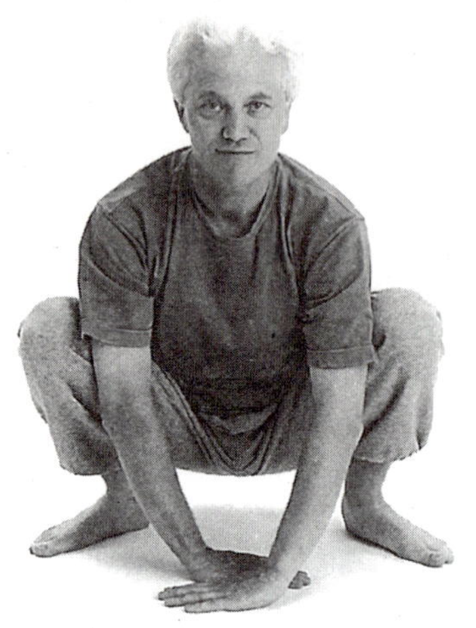

2 Flexione profundamente las rodillas, colocando las manos sobre el suelo delante de usted con las muñecas debajo de los codos y los pulgares hacia el cuerpo. Deje que las manos aguanten la mayor parte de su peso, mientras trabaja para alinear las rodillas, los tobillos y los pies.

3 Cuando esté preparado, lleve las manos a la posición de «saludo indio», con los pulgares hacia el corazón. Presione las palmas una contra la otra y use los codos para empujar hacia afuera contra la parte interna de los muslos. Esta nivelación hacia el costado estirará los músculos interiores de los muslos, mejorará la alineación de las piernas y le permitirá agacharse aún más. Cuando *aspire*, empuje contra los muslos, arquee la espalda y mire *hacia arriba*. Cuando *espire*, relájese y agáchese más.

Repita estos movimientos, sincronizados con la respiración, hasta que sienta que la región lumbar, las caderas y las piernas se han aflojado.

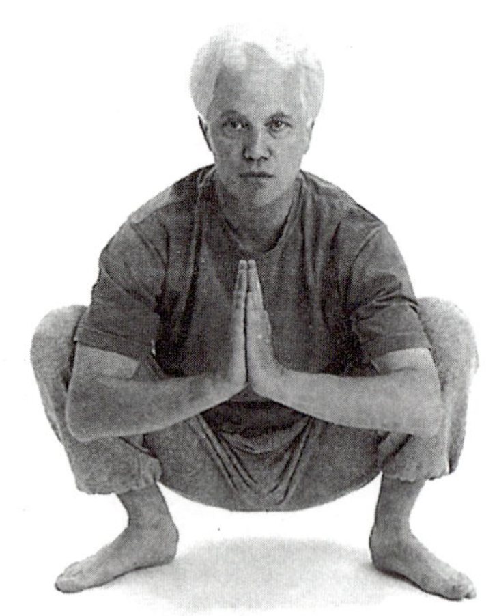

> **ATENCIÓN:** *El movimiento siguiente invertirá el cuerpo, con la cabeza más baja que el corazón. Por favor, preste atención a las precauciones dadas para la postura de «El perro» en el capítulo 7. Si se siente totalmente incómodo con la cabeza hacia abajo, simplemente vuelva a la posición de «Sentadillas».*

4 Cuando *espire*, vuelva a llevar las manos hacia el suelo como antes y lentamente enderece las piernas, inclinando el cuerpo hacia adelante. Cuando *aspire*, flexione las rodillas y vuelva a ponerse en cuclillas, dejando las manos sobre el suelo.

Repita estos movimientos, sincronizados con la respiración, para estirar la región lumbar y los músculos de la corva en la parte posterior de las piernas. Si lo desea, puede alternar con algunos movimientos con más impulso, volviendo a llevar las manos a la posición de «saludo indio».

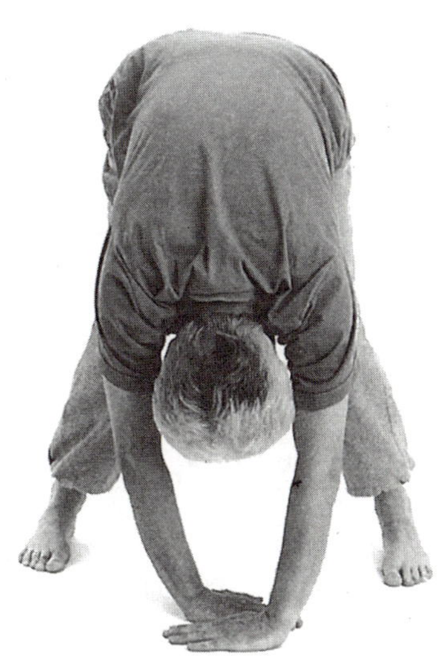

El esquiador

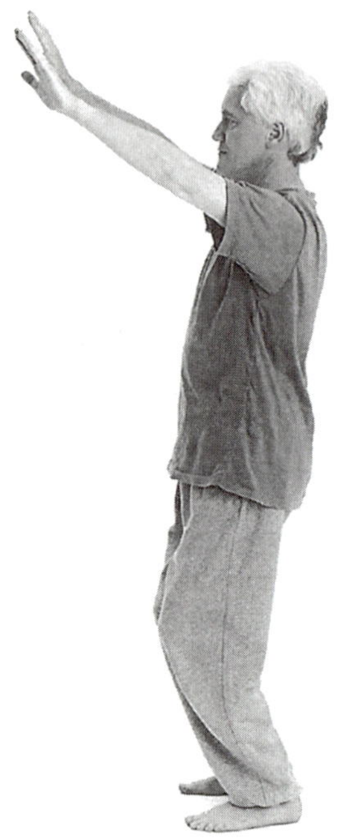

Ésta es una secuencia dinámica que despierta y afloja a las piernas, los brazos y la columna vertebral.

1 Póngase de pie erguido en Tadasana. Luego separe los pies dejando entre ellos una distancia equivalente al ancho de las caderas, con los dedos apuntando hacia adelante y los arcos levantados («articulación sobre articulación», de modo que pueda flexionar las rodillas sin riesgo). *Aspire*, levante los brazos y balancéelos hacia arriba delante de usted, inclinándose hacia atrás con las rodillas flexionadas.

ATENCIÓN: Mantenga las rodillas flexionadas en todo momento, para proteger la región lumbar. Si tiene propensión a sufrir dolor en la región lumbar, quizá prefiera no practicar las secuencias de «El esquiador» o de «El leñador», de momento. Continúe haciendo muchos movimientos de balanceo acostado (véase capítulo 5) para hacer más flexible a la columna vertebral. La postura «Navaja» (véase capítulo 6) afloja la región lumbar y fortalece los músculos abdominales, mientras que el «Estiramiento de rodillas» (véase capítulo 7) alarga la columna y elimina la compresión dolorosa.

2 *Espire* con energía, mueva los brazos hacia adelante, hacia abajo y hacia atrás tan alto como le sea posible. Al mismo tiempo, flexione las rodillas tanto como pueda, manteniéndolas en línea con los pies. Si deja que los arcos se venzan, los pies pueden inclinarse y abrirse hacia los lados.

Quizá considere que la flexión hacia abajo hasta la mitad del recorrido es bastante por el momento.

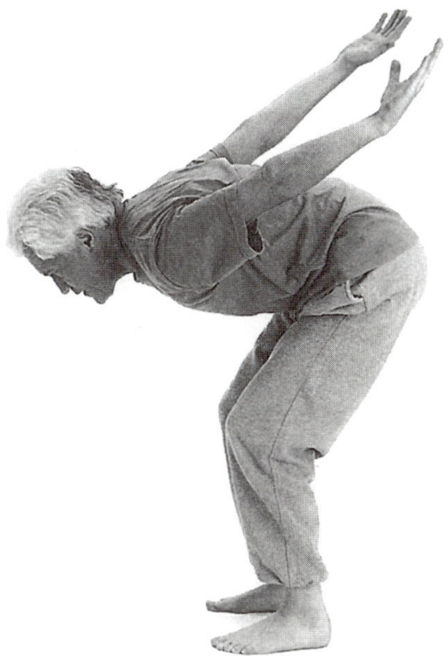

3 Para volver a incorporarse, comience aspirando mientras endereza las piernas y lleva los brazos hacia el frente, hacia arriba y por encima de la cabeza, preparado para el siguiente «¡Silbido!» en la *espiración*.

Repita hasta sentirse lleno de energía y relajado.

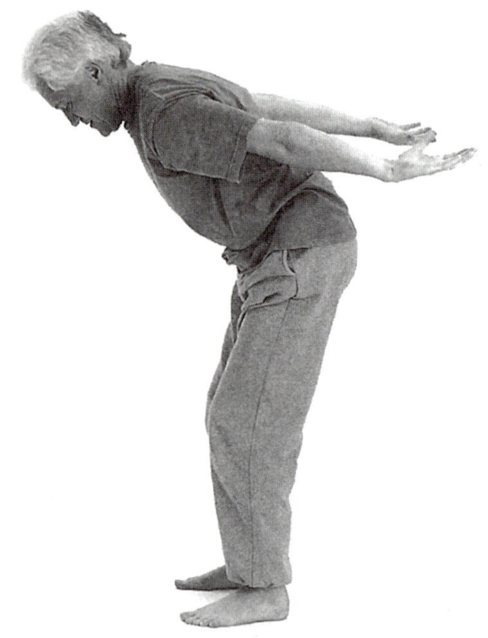

El leñador

Esta postura es similar a la posición de «El esquiador», pero más dinámica, en especial la respiración.

1 Póngase de pie en Tadasana. Mantenga entre los pies una separación de unos 75 cm, un ancho suficiente como para permitirle balancear las manos, los brazos y el tronco entre las piernas. Los pies deberían apuntar hacia el frente, con los arcos levantados («articulación sobre articulación»). Coloque las manos en la posición de «saludo indio», con las palmas totalmente juntas. Llévelas hacia adelante, hacia arriba y hacia atrás en un movimiento amplio, manteniendo las rodillas flexionadas, mientras *aspira* profundamente.

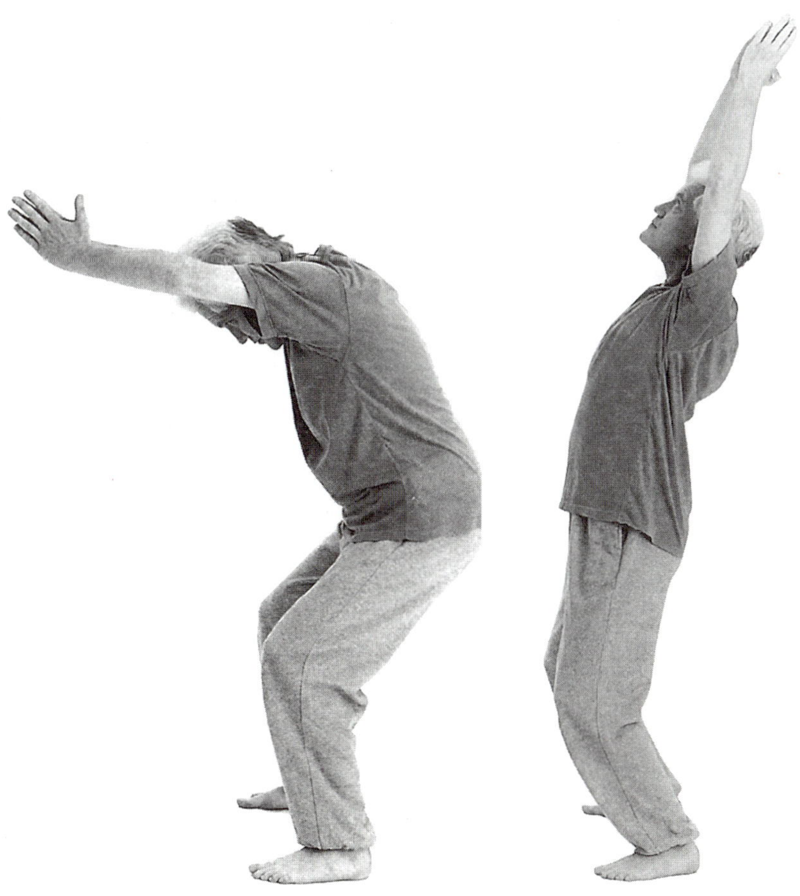

2 *Espire* por la boca, exclamando con fuerza «¡Aaah!» y expeliendo tanto aire como le sea posible mientras lleva las manos y los brazos hacia abajo entre las piernas y detrás de usted. Mantenga las rodillas muy flexionadas y tenga cuidado de no golpearse los dedos contra el suelo cuando lleve las manos en un movimiento amplio a través de las rodillas.

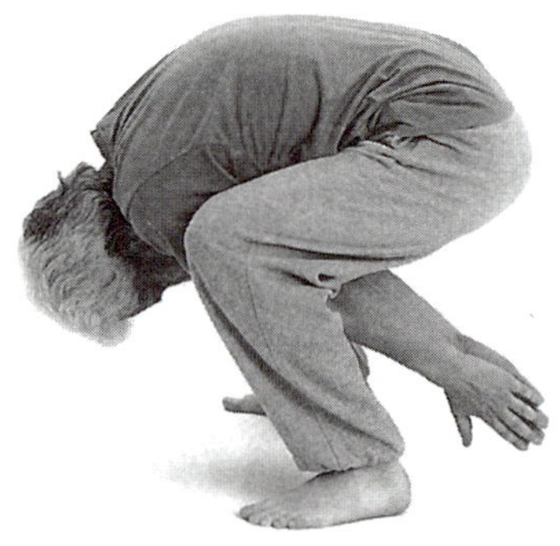

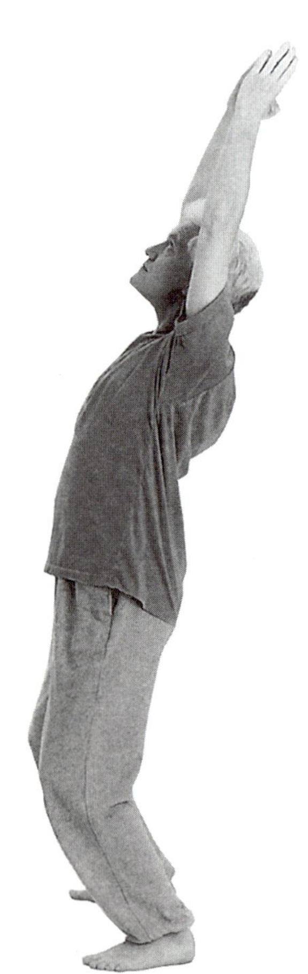

Vuelva a llevar los brazos hacia arriba y atrás cuando *aspire* por la nariz y repita la exclamación mientras *espira* por la boca, balanceando los brazos hacia abajo.

Repita varias veces. Este tipo de respiración es muy energizante porque despeja los pulmones del aire viciado.

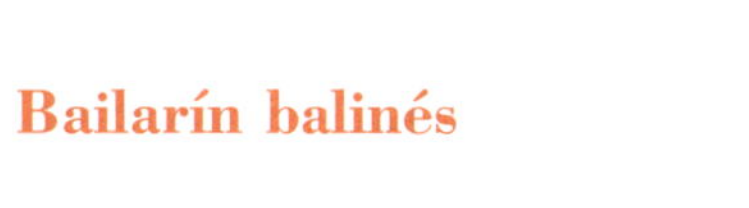

Bailarín balinés

Ésta es una flexión lateral, combinada con un giro de los brazos y del cuello.

1 Póngase de pie en Tadasana. Separe los pies a una distancia equivalente al ancho de las caderas, con los dedos apuntando hacia adelante. Levante los brazos hacia los lados a la altura de los hombros. ¡Manténgalos allí! Ahora lleve las caderas hacia el lado izquierdo tanto como pueda.

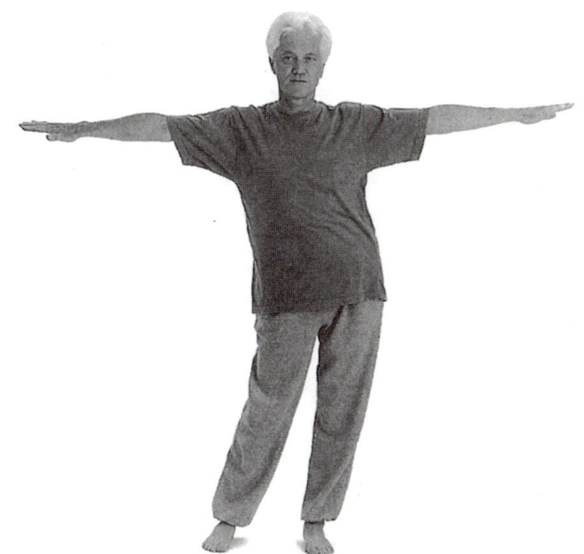

2 Vuelva la palma de la mano derecha *hacia arriba* y la palma de la mano izquierda *hacia abajo* y gire el rostro hacia atrás. Estire la punta de los dedos de las manos. Sentirá este estiramiento a lo largo de ambos brazos y a través de los hombros, como si sacudiese una cuerda. Gire la cabeza para mirar a su palma derecha. Vuelva a llevar la cabeza a la posición inicial y repita estos movimientos hacia el otro lado.

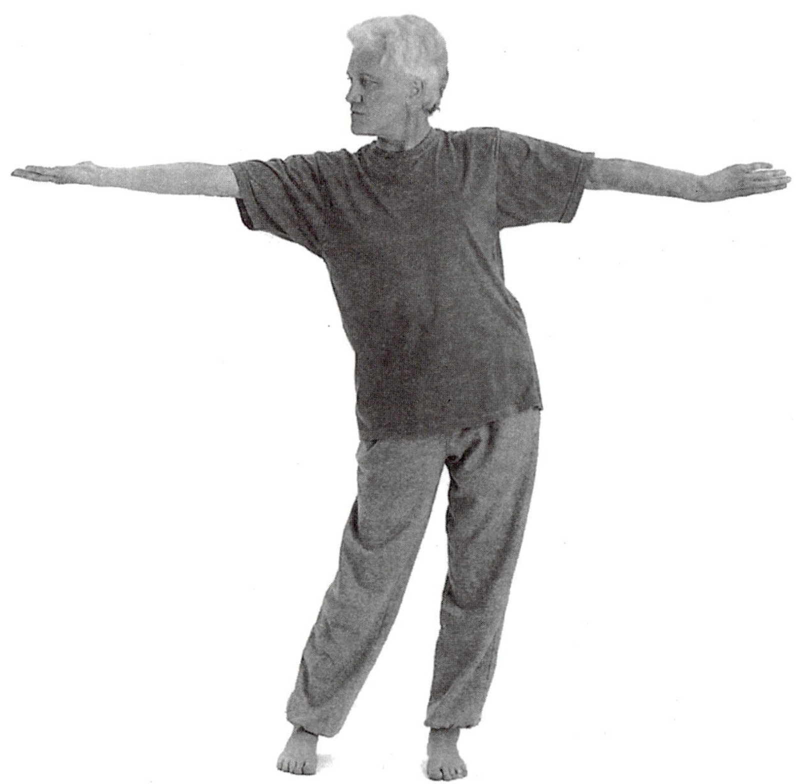

Cuando consiga coordinar estos movimientos, añada la respiración. *Aspire* mientras está de pie erguido, mirando hacia adelante. *Espire* mientras mueve las caderas hacia el costado, «sacuda la cuerda» y gire la cabeza para mirar la palma de su mano vuelta hacia arriba. *Aspire* mientras deshace la postura y vuelva a estar de pie y erguido, mirando hacia adelante. *Espire* mientras repite hacia el otro lado.

Una vez que se coge el ritmo, éste en un movimiento bello y armonioso, que alivia la tensión en las caderas, en los hombros, en los brazos y en el cuello. Repita varias veces. ¡Mantenga los brazos levantados a la altura de los hombros en todo momento!

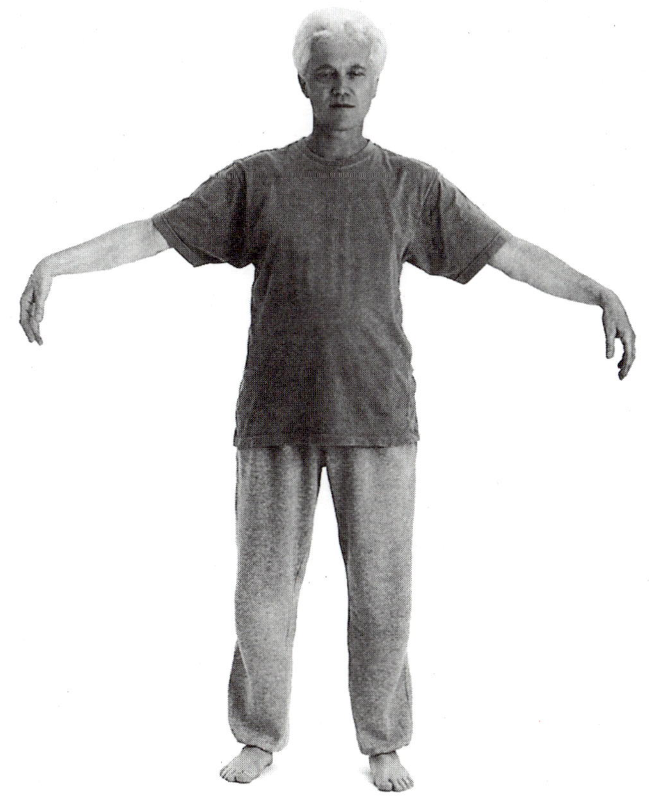

3 Cuando esté preparado para salir de la postura «Bailarín balinés», estire a través de los hombros y a lo largo de los brazos hasta la punta de los dedos de las manos. Luego baje las manos muy, muy lentamente.

¡Deje que la tensión «gotee» de la punta de los dedos de sus manos, mientras se libera de todas esas cargas que ha llevado sobre sus hombros durante tanto tiempo! Tómese un minuto aproximadamente para bajar los brazos. Después se sentirá de maravilla.

Tercera parte

Zonas específicas

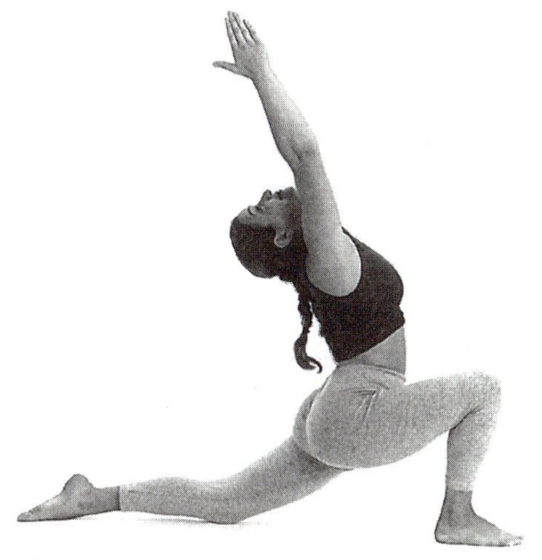

9

Piernas y región lumbar

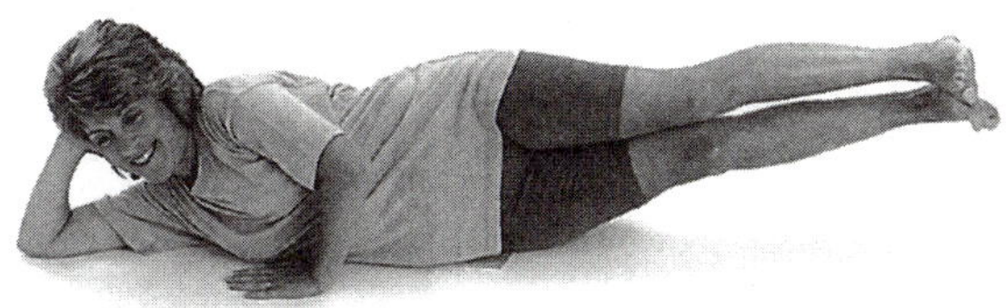

El desarrollo de una base fuerte

El yoga trabaja sobre el conjunto de la unidad cuerpo-mente, aun cuando una parte del cuerpo esté más estirada que otras. Siempre está implicada toda la persona, con el movimiento y la respiración «unidos» a la concentración mental y a la relajación. Por consiguiente, es mucho más razonable practicar una gran variedad de posturas y secuencias, que limitarse a unas pocas dirigidas a las zonas problemáticas. Las secuencias de ejercicios de flexibilización que se mostraron en los capítulos anteriores fortalecen y aflojan todo el cuerpo. Primero practique una o dos de cada capítulo, introduciendo cambios para obtener la mayor variedad posible, y entonces estará preparado para trabajar sobre zonas específicas.

Los ejercicios que se describen a continuación fortalecen los músculos de las piernas, del abdomen, de las nalgas y de la región lumbar. Esta tonificación siempre mejorará la silueta.

Quizá haga falta una preparación adicional para estas series, además de los ejercicios generales de flexibilización. Esto dependerá de sus zonas personales de debilidad y fuerza. «Frente a la rodilla» y «Rodillas al pecho» (véase capítulo 5) trabajan la columna vertebral, las piernas y los músculos abdominales. También lo hace la postura «Navaja» (véase capítulo 6). «La caminata de los dedos de la mano» (véase capítulo 6) afloja los músculos que rodean a las articulaciones de las caderas para ayudarle con los levantamientos laterales de las piernas. Practique todos estos ejercicios para ganar fuerza y confianza antes de comenzar con este apartado.

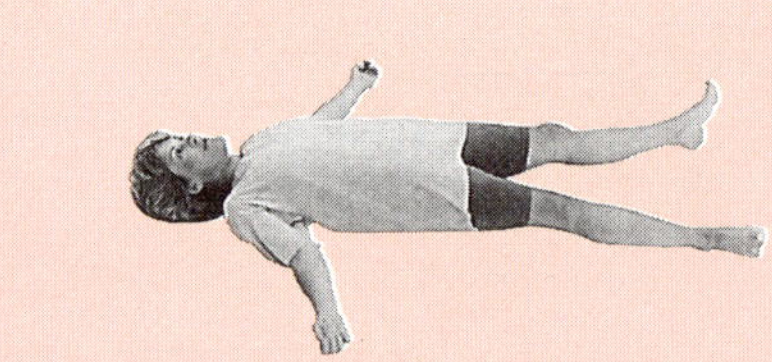

Posición inicial

Acuéstese en una buena posición Shavasana (véase capítulo 3 para instrucciones detalladas).

Andar en bicicleta con una pierna

Este movimiento actúa con energía sobre los músculos de la parte inferior del abdomen, lo cual ayuda a mantener la región lumbar en un alineamiento adecuado. Si estos músculos están débiles, permiten que los músculos fuertes de la espalda se contraigan en exceso. Los músculos trabajan en pares, presionando uno contra el otro para brindar la tensión correcta. Esto es lo que nos permite mantenernos de pie y erguidos. Si uno de los componentes del par falla, el otro se tensa demasiado, como a veces resulta visible en el rostro de una persona que ha sufrido un ataque de apoplejía.

Junte las piernas y coloque los brazos a los lados del cuerpo como apoyo, con las palmas hacia abajo y presionando contra el suelo. Esta posición da apoyo a la espalda, lo cual resulta esencial.

ATENCIÓN: *Las piernas son sumamente pesadas. El objetivo es que los músculos abdominales se contraigan para levantarlas, apoyado en los brazos. La columna vertebral no debería estar involucrada en absoluto. Para asegurarse de que la columna permanezca pasiva, lleve el mentón hacia abajo y estire el cuello. Presione la cintura contra el suelo y mantenga también el cóccix (rabadilla) contra el suelo inclinando ligeramente la pelvis. Presione hacia abajo con las palmas.*

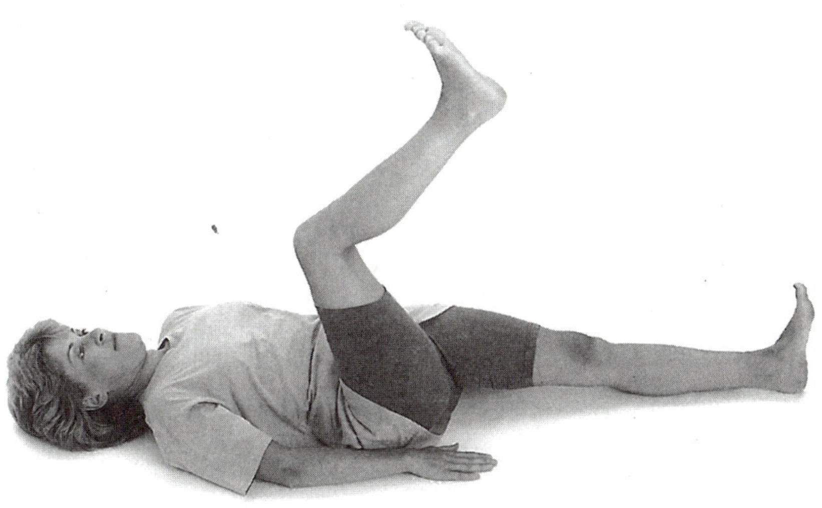

Cuando esté en posición, flexione la rodilla derecha manteniendo la pierna izquierda recta con el pie flexionado y los dedos apuntando hacia el cielo raso. Alce la pierna derecha y dibuje con ella círculos amplios en el aire, como si anduviese en bicicleta. En forma gradual, haga que los círculos sean cada vez más amplios. ¡Mantenga la espalda plana sobre el suelo! Al cabo de un rato, baje la pierna derecha hacia el suelo, con la rodilla flexionada, y descanse. Luego vuelva a levantarla y durante un rato simule los movimientos de andar en bicicleta, pero hacia atrás, haciendo que los círculos sean cada vez más amplios.

Cuando haya terminado, descanse en Shavasana durante un momento y observe cómo ha estado tensando los músculos de la parte inferior del abdomen. Verifique que sigue sintiendo la espalda relajada y que está plana sobre el suelo. Luego repita la secuencia, simulando los movimientos de andar en bicicleta hacia adelante y atrás con la pierna izquierda.

Escarabajo varado

Mantenga la espalda plana y relajada, flexione ambas rodillas y sosténgalas con las palmas de sus manos. Asegúrese de que el cóccix (rabadilla) presiona hacia el suelo y el mentón apunta hacia abajo. Deje que las piernas se relajen, sostenidas por las palmas. Luego, gire lentamente ambas piernas desde las caderas, en direcciones contrarias: hacia afuera y hacia adentro. Sentirá que los músculos abdominales y de la región lumbar se «funden» con el suelo.

Este ejercicio simple es maravilloso para aliviar las molestias y dolores de espalda en cualquier momento. También puede ser una gran ayuda si se tiene propensión a sufrir de ciática, que suele ser provocada por músculos tensos que ponen a la columna fuera de alineamiento y hacen que presione sobre el nervio que desciende por la pierna.

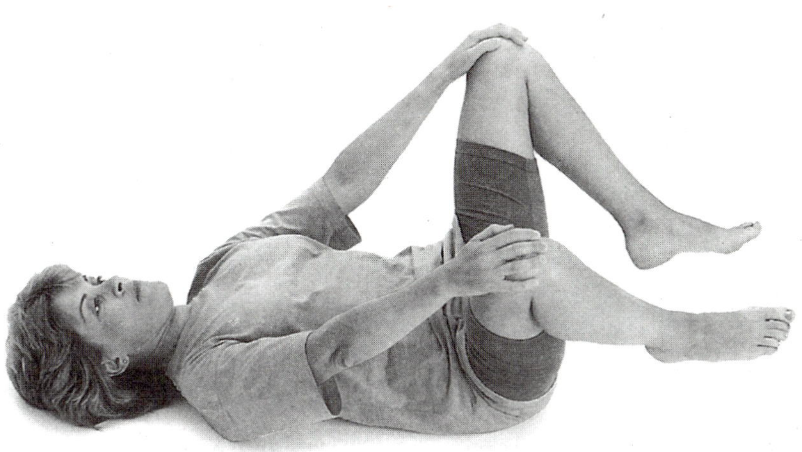

Serpiente lateral

Aquí, el peso de la pierna se utiliza para fortalecer los músculos en la parte lateral del cuerpo, que también participan en la
posición de pie y erguido. ¡Se parece un poco a sostener una
columna pesada con cuerdas!

1 Manteniendo la línea recta de la posición Shavasana, gire
sobre el lado derecho con ambos brazos en línea por encima de la cabeza y las palmas juntas. ¡Evite girar hacia atrás!
El hombro y la cadera derecha deberían presionar hacia el
suelo. Flexione ambos pies. Esto le ayudará a mantenerse en
equilibrio.

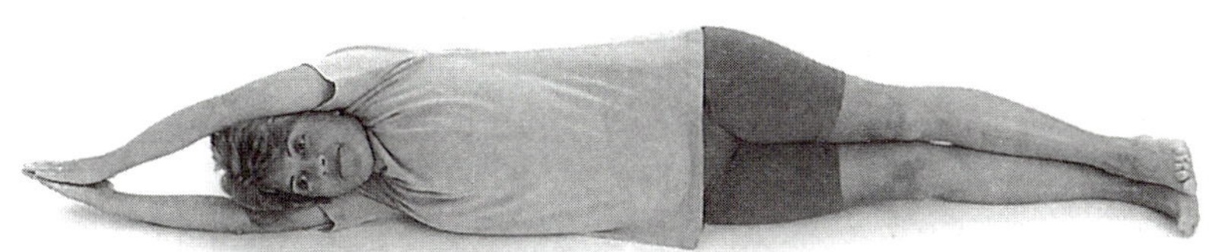

> **ATENCIÓN:** *¡Manténgase en línea recta! Es probable que después de unas pocas repeticiones se encuentre en la posición «bumerán», con los pies y las manos sobresaliendo hacia adelante. ¡Compruebe la postura y corríjala con frecuencia!*

2 Cuando *aspire*, levante el brazo izquierdo y la pierna izquierda hasta que se encuentren. Mantenga los pies flexionados, el pie derecho para mantener el equilibrio y el izquierdo para trabajar los músculos de la pierna.

Cuando *espire*, baje la mano izquierda hasta golpear con fuerza la palma de la mano derecha y la pierna izquierda hasta que caiga sobre la pierna derecha. Al mismo tiempo puede gritar «¡Aaaah!», si lo desea, para expulsar el aire viciado de los pulmones.

Repita estos movimientos varias veces; luego gire en la postura Shavasana y pase a la posición sobre el lado izquierdo. Repita el mismo número de veces sobre este lado.

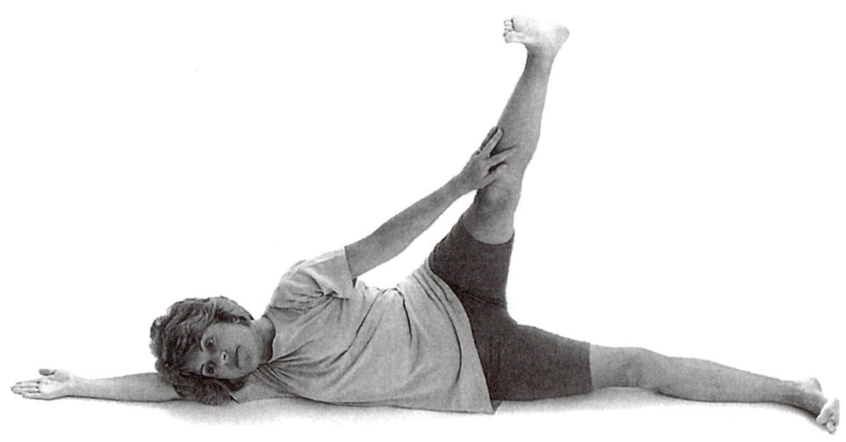

> **ATENCIÓN:** *La pierna levantada no debería sobresalir hacia adelante. Para trabajar la articulación de la cadera, levántela, en línea con el cuerpo, como un par de tijeras.*

Langosta lateral

1 Acuéstese apoyándose en el codo derecho, con la cabeza sostenida por la mano derecha. Como en el ejercicio anterior de la «Serpiente lateral», vaya corrigiendo la postura de manera de estar en línea recta desde el codo hasta los pies. Mantenga ambos pies flexionados. Para ayudarse a mantener el equilibrio, coloque la palma izquierda sobre el suelo delante del esternón, con los dedos apuntando hacia la cabeza. Gire un poco hacia adelante sobre esta mano para mantenerse en línea mientras *aspira* y levante la pierna izquierda. Mantenga esta posición, con respiración natural, mientras le resulte cómoda.

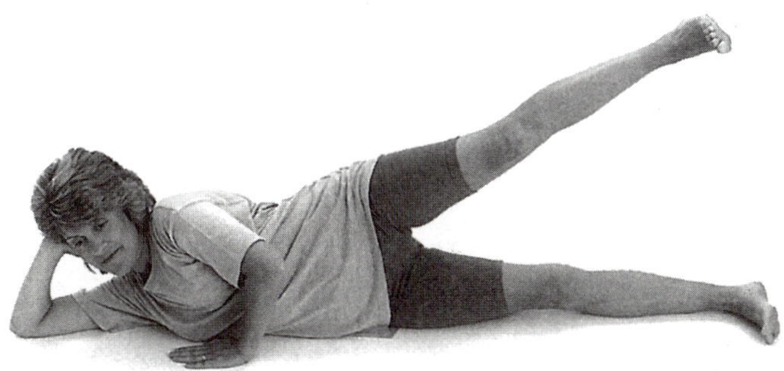

2 Baje la pierna izquierda y descanse un momento, antes de *aspirar* para levantar ambas piernas y mantenerlas elevadas tanto tiempo como pueda.

Cuando haya mantenido la posición el tiempo suficiente, baje las piernas y gire a la postura Shavasana. Descanse un momento antes de repetir sobre el otro lado. Quizá descubra que un lado de su cuerpo parece mucho más fuerte que el otro. Esto es bastante natural. ¡Todos estamos desequilibrados de muchas maneras! El yoga se interesa siempre por lograr equilibrio y armonía. Nos enseña a tener conciencia de nuestras debilidades y de nuestras fortalezas y a aceptarlas.

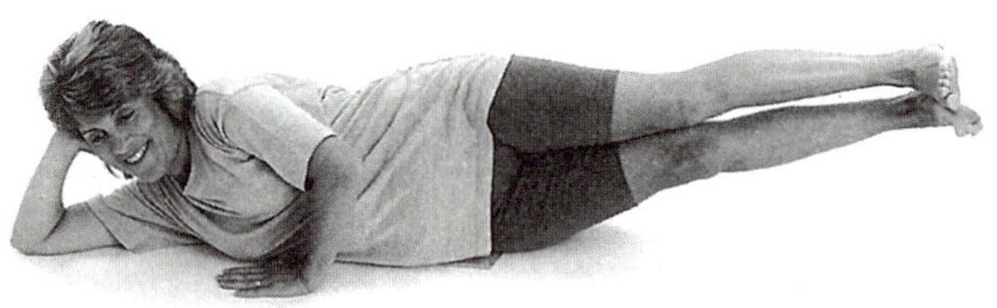

ATENCIÓN: Para «abrir» la parte frontal del cuerpo y evitar el efecto «bumerán», sienta como si estuviese levantando la pierna, o las piernas, llevándola hacia atrás.

Posicion de pie extendida con flexión hacia adelante

ATENCIÓN: *Esta es una postura invertida, en la que quizá desee permanecer varios minutos. Por favor, vuelva a leer los comentarios sobre posturas invertidas en el capítulo 7.*

La postura siguiente actúa enérgicamente sobre la región lumbar, aflojando toda tensión en los lados (con la posición de piernas abiertas), así como en la espalda (con la posición de flexión hacia adelante). Una preparación adecuada, además de los ejercicios generales de flexibilización, incluiría las siguientes posturas: «El perro» (véase capítulo 7), «Balanceo de rodillas» (véase capítulo 5), «Caminata de los dedos de la mano» (véase capítulo 6), «Estiramiento del Diamante» (véase capítulo 7), «Sentadillas» (véase capítulo 8) y «Postura del esquiador» (véase capítulo 8).

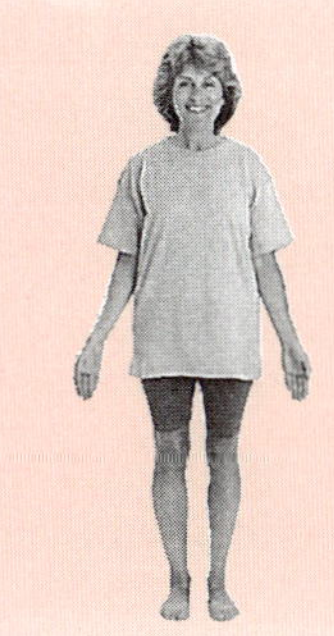

Posición inicial

Adopte una buena posición Tadasana (véase capítulo 3 para instrucciones detalladas).

1 Desde Tadasana, separe las piernas tanto como pueda. Lleve los talones hacia afuera para afirmarse bien sobre el suelo con la parte externa de los pies. Mantenga los arcos de los pies levantados y fuertes. Antes de flexionarse hacia adelante, trabaje durante un rato sobre los pies y los tobillos.

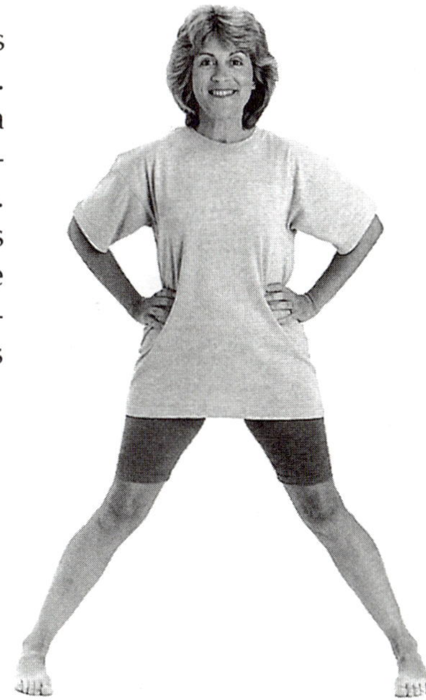

> **ATENCIÓN:** *Trabaje con los pies desnudos y sobre una superficie no deslizante. ¡Un desgarro en un músculo de la ingle, debido a un deslizamiento, puede ser muy doloroso y tardar mucho en curarse!*

2 Cuando se sienta equilibrado, con los pies firmemente «arraigados», tan separados como pueda y los talones hacia afuera, inclínese hacia adelante desde las caderas. Mantenga las piernas totalmente rectas y lleve las manos hacia el suelo. Propóngase llevar las muñecas y las palmas hacia atrás en línea con los tobillos y los pies, flexionando los codos. Mantenga esta posición, respirando naturalmente, hasta que sienta que pierde fuerza. Salga de la posición, «caminando» con los dedos hacia adelante, antes de perder el control de los pies y de las piernas.

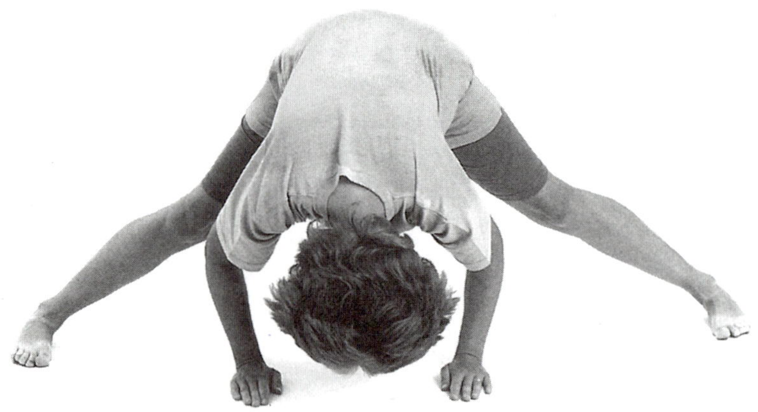

Repita una vez, tratando de mejorar la posición. Tal vez descubra que puede colocar la coronilla sobre el suelo, en línea entre las muñecas, si tiene la flexibilidad suficiente en las caderas.

Cuando haya terminado, vuelva lentamente a la postura Tadasana y observe tranquilamente cómo se siente, antes de permitir a su cuerpo que elija su propia posición para relajarse, quizá una «Sentadilla» moderada, un «Escarabajo varado» o una Shavasana.

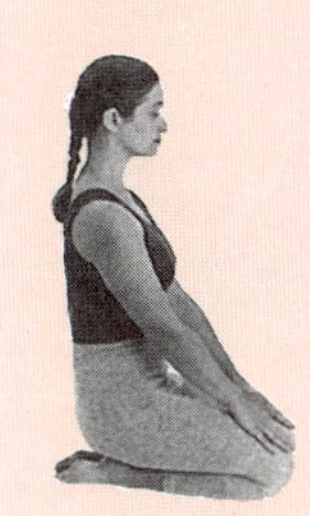

Posición inicial

La secuencia siguiente comienza desde Vajrasana (véase capítulo 3 para instrucciones detalladas).

Estiramiento del gato

Esta secuencia se propone fortalecer los músculos del abdomen, de las nalgas y de las piernas. También actúa con energía sobre los músculos que rodean las articulaciones de las caderas, cuando la pierna es levantada hacia el costado en diferentes posiciones, y sobre los brazos y la parte superior de la espalda. Al principio puede parecer difícil, pero con práctica pronto re-

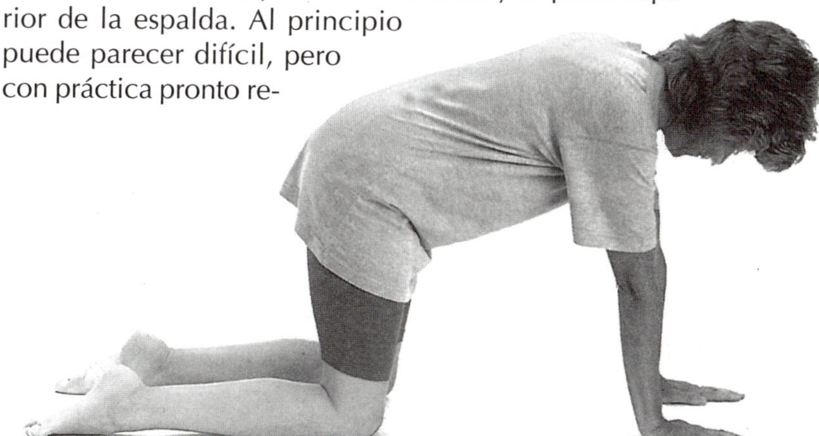

sulta más fácil a medida que los músculos ganan tono. Una buena preparación sería la secuencia «Perro-Estiramiento del gato-Tabla» incluida en el capítulo 7, que emplea muchas de las mismas posiciones.

Desde una buena posición Vajrasana estire hacia adelante en el «Estiramiento de hinojos» y suba desde allí hasta el «Estiramiento del gato» (véase capítulo 7 para instrucciones detalladas).

La venganza del pirata

1 Manteniendo todo el cuerpo estable y en línea, como en el «Estiramiento del gato» del ejercicio anterior, levante la rodilla derecha llevándola hacia el costado, hasta la altura de la cadera, mientras *aspira*, sin cambiar la posición. El único movimiento debería ser en la articulación de la cadera.

Baje la rodilla hasta el suelo mientras *espira*. Repita este movimiento unas seis veces, luego repita sobre el otro lado, levantando y bajando la rodilla izquierda.

ATENCIÓN: *La columna vertebral, la cabeza y el cuello deberían permanecer en línea, con independencia de lo que haga la pierna. Mantenga los brazos completamente rectos. La pierna que está siendo levantada debería subir hacia el costado y ligeramente hacia adelante de la otra rodilla, para contrarrestar la tendencia a llevarla hacia atrás. Si levanta la pierna cuando está mal alineada (torcida o detrás de usted), puede experimentar un calambre en las caderas o en las nalgas, debido al pinzamiento de un nervio. Si sucediese esto, póngase de espaldas en la posición «Escarabajo varado» para aliviar a las articulaciones de las caderas. ¡El calambre se pasará pronto!*

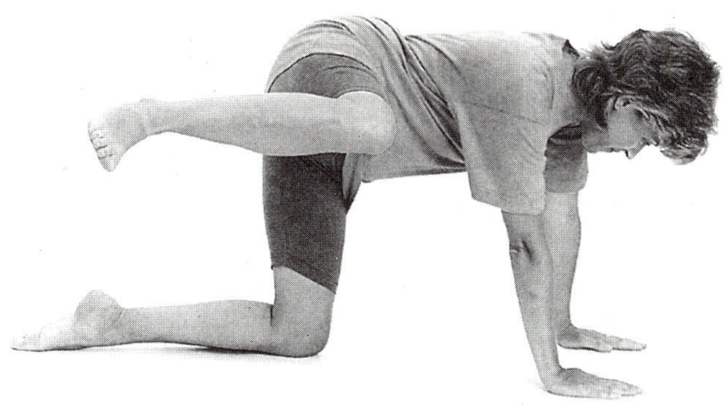

Quizá descubra que este movimiento es mucho más fácil sobre un lado que otro. Esto es bastante natural. En todo caso, se hará más fácil con la práctica. Si trabaja más veces sobre el lado débil lo fortalecerá.

2 Estire la pierna derecha hacia el costado, con el talón derecho ligeramente hacia adelante de la rodilla izquierda y con el pie derecho flexionado. Mantenga estable y en línea el resto del cuerpo mientras *aspira* y levante la pierna derecha recta hasta la altura de la cadera. Si le resulta imposible, ¡álcela tanto como pueda! Bájela hasta el suelo, siempre en línea, mientras *espira*.

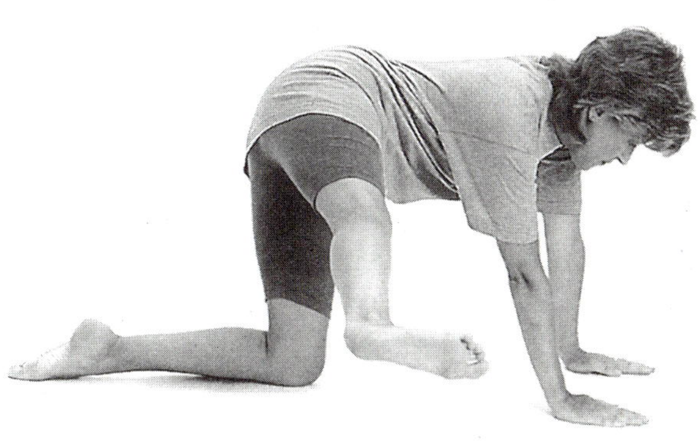

Repita unas seis veces. Luego repita la secuencia sobre el otro lado, levantando la pierna izquierda recta. Una vez más, un lado puede ser más fuerte que el otro.

3 Ahora estire la pierna derecha hacia el costado, con el talón ligeramente hacia adelante de la rodilla izquierda, y gire toda la pierna en la articulación de la cadera de modo que la planta del pie derecho quede vuelta hacia el suelo. Cuando esté preparado, *aspire* y levante la pierna recta –¡si puede!– tan alto como le sea posible. Observe cómo se tensan los músculos de la parte frontal del muslo. Baje mientras *espira*. Si le resulta fácil, repita el movimiento unas pocas veces con la pierna derecha, y luego hágalo el mismo número de veces con la pierna izquierda.

Cuando haya terminado, mantenga la posición «Estiramiento del gato» durante un momento, observando cómo se siente. Luego deje que su cuerpo elija la posición de descanso que prefiera, tal vez «El niño» o «La rana» (véase capítulo 7), Shavasana o alguna otra.

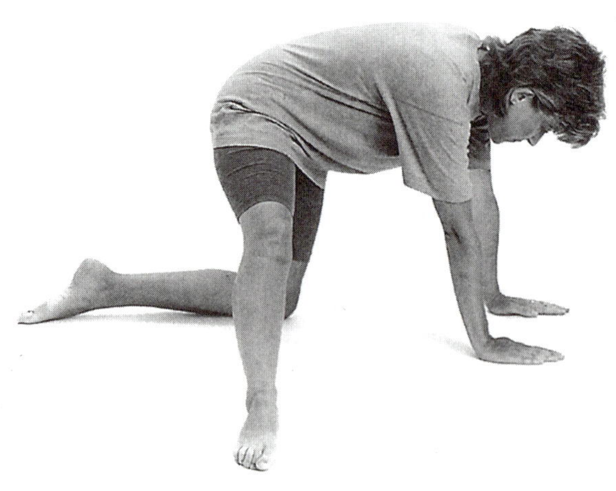

10
Aflojamiento de las caderas y de la pelvis

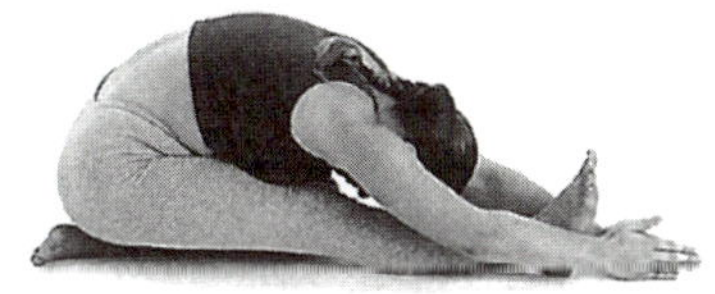

Para flexibilidad y gracia

Las secuencias siguientes, mientras estiran los brazos, los hombros y la columna vertebral, también trabajan con energía en las caderas y en las piernas, ¡cómo podrá comprobar!

Debería trabajar con vistas a experimentar la sensación de estar siendo estirado a través de la parte media del cuerpo, a la altura de la cintura, de modo que las costillas y el pecho se alcen y se separen del abdomen y de la pelvis. En la vida cotidiana es muy fácil sucumbir a los efectos combinados de la gravedad y del cansancio y «derrumbarse» en torno a la parte media del cuerpo. Esto restringe la libertad natural del diafragma para bombear aire hacia y desde los pulmones, lo cual se traduce en más fatiga debido a una respiración inadecuada. ¡Estírese y salga de este ciclo vicioso!

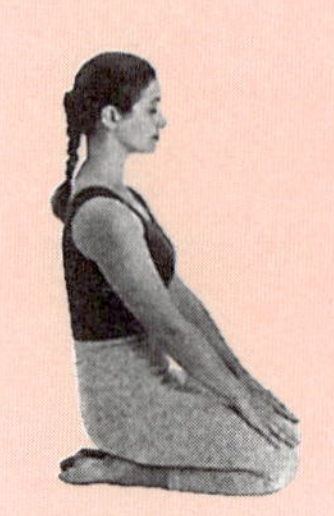

Posición inicial

Estas secuencias comienzan en la posición Vajrasana (véase capítulo 3 para instrucciones detalladas).

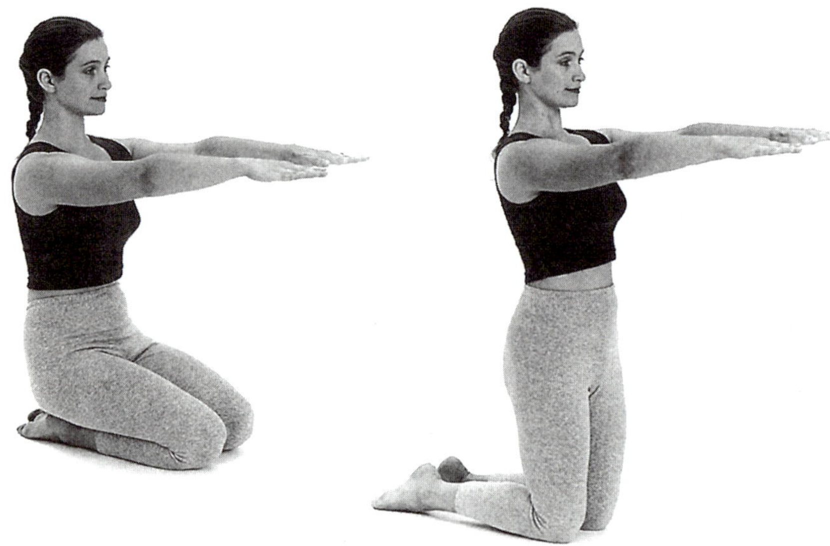

Balanceos de caderas

1 Desde la posición Vajrasana, levante los brazos llevándolos delante de usted a la altura de los hombros, manteniéndolos paralelos en todo momento. Mientras *aspira*, levántese sobre las rodillas y estire la columna vertebral.

2 Siéntese en el suelo hacia la izquierda de sus pies mientras *espira*, girando la cintura en redondo para llevar el pecho y los brazos hacia la derecha y mirar detrás de usted tan lejos como pueda. Mientras *aspira*, vuelva a llevar el peso del cuerpo sobre las rodillas y mire hacia adelante. Repita, *espire* mientras se sienta hacia el lado derecho de los pies y gire hacia la izquierda. Continúe esta secuencia y sienta que estira y afloja todo el cuerpo, hasta estar preparado para pasar a la etapa siguiente.

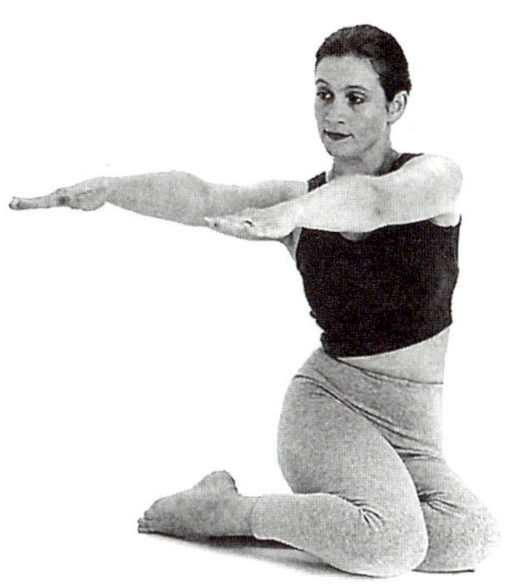

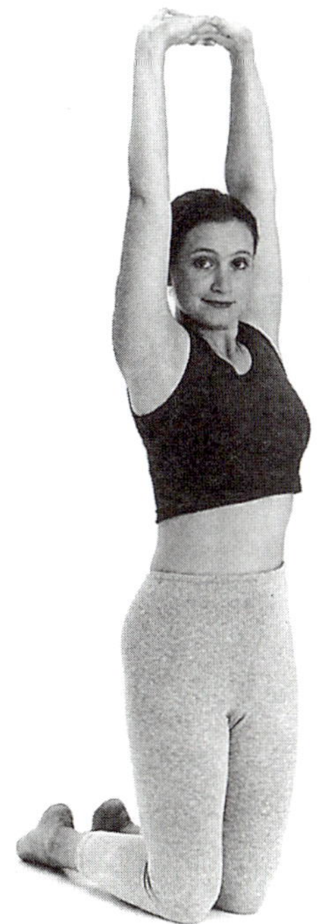

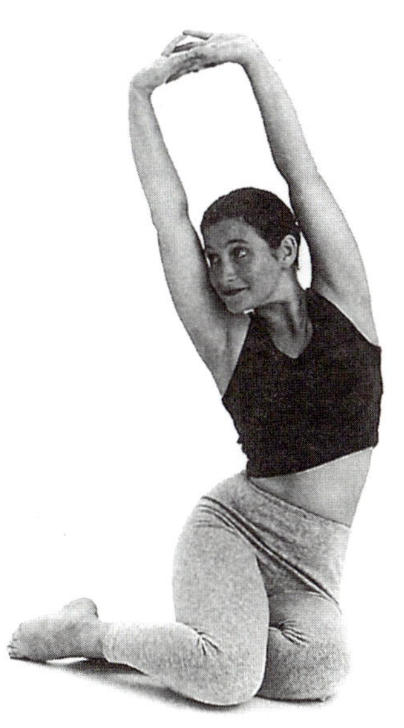

3 Esta vez, mientras *aspira*, arrodíllese y cójase las manos por encima de la cabeza, con las palmas hacia arriba. Estire por completo el pecho y los brazos. Mientras *espira*, siéntese sobre el suelo a la izquierda de sus pies y gire en redondo la parte superior del cuerpo para mirar detrás de usted hacia la derecha. *Aspire* para volver a levantar las rodillas, y *espire* para sentarse sobre el lado derecho de sus pies y gire hacia la izquierda. Repita esta secuencia hasta sentir cansancio y luego descanse en la posición de «El niño» (véase página 80) para relajar los brazos.

ATENCIÓN: *Asegúrese de mantener en forma ininterrumpida el estiramiento hacia arriba, de modo que los brazos se estiren junto a las orejas y las manos estén directamente por encima de la cabeza erguida. Esto puede requerir práctica pero, como sucede con todos los ejercicios de yoga efectuados a conciencia, rápidamente se aprecian mejoras.*

La paloma

1 Siéntese en Vajrasana. Presione con las manos firmemente sobre los muslos para mantener la columna vertebral er-

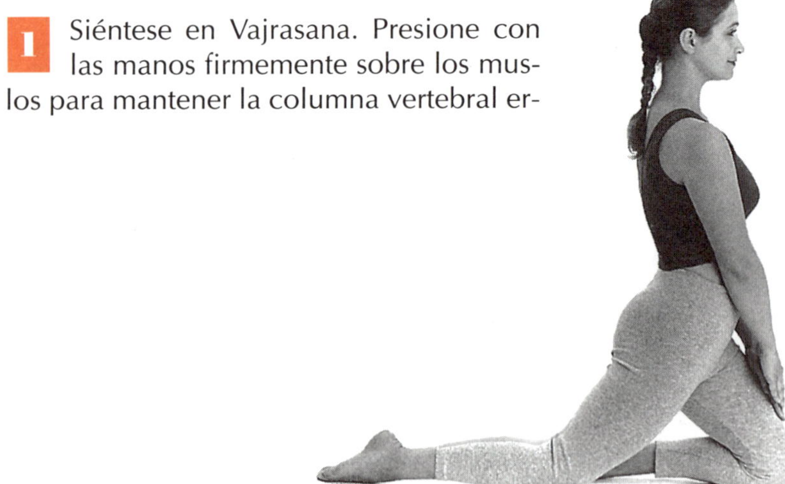

guida. Levante el esternón y manténgalo así a lo largo de esta secuencia. Alcese sobre las rodillas mientras *aspira* y estire la pierna izquierda llevándola detrás de usted tanto como pueda. Mientras *espira*, siéntese sobre el talón izquierdo, presionando con las manos la rodilla para mantener la columna erguida.

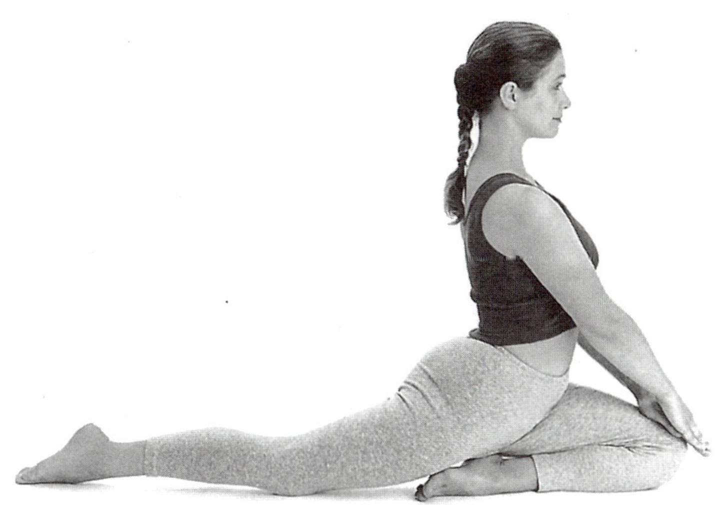

2 *Aspire* mientras levanta el brazo derecho hasta la altura del hombro delante de usted. Mientras *espira*, gire la parte superior del cuerpo hacia la derecha, llevando el brazo derecho directamente encima del pie derecho. Estire *hacia arriba* mientras *aspira* y hacia atrás mientras *espira*, mejorando y manteniendo la postura con cada respiración. Cuando haya hecho bastante, vuelva a llevar el brazo hacia adelante y bájelo. Presione los muslos con las manos para mantener la columna erguida.

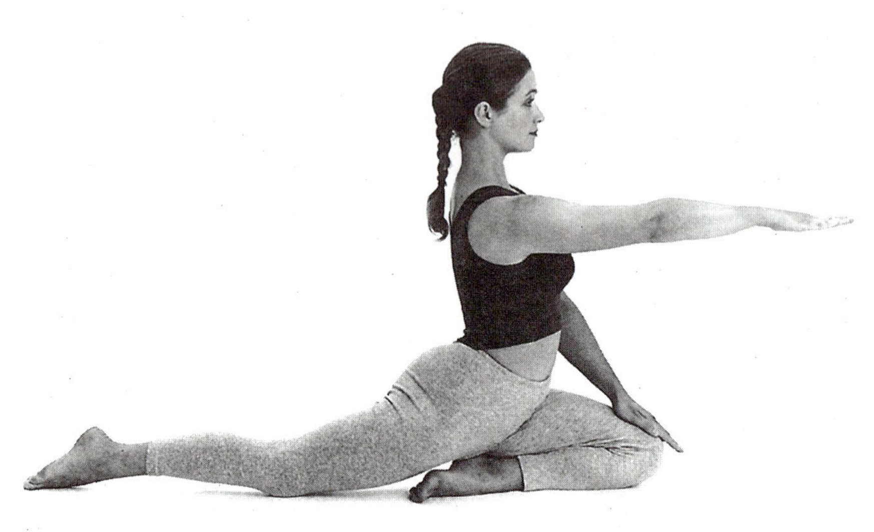

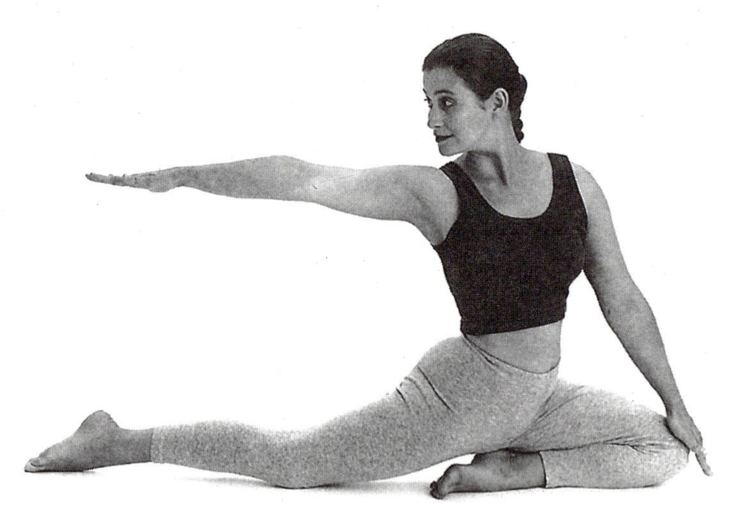

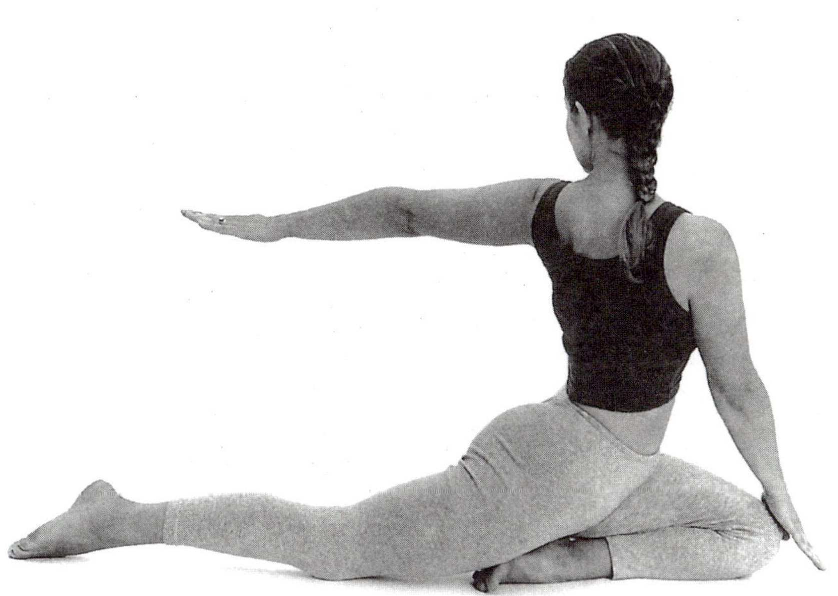

3 *Aspire* y levante el brazo izquierdo delante de usted a la altura del hombro. Mientras *espira*, gire esta vez hacia la izquierda tanto como pueda, haciendo unas pocas respiraciones para mejorar la posición. Lenta y suavemente vuelva a la posición Vajrasana y descanse allí un momento, antes de repetir toda la secuencia sentado sobre el pie derecho con la pierna izquierda estirada detrás de usted.

Vigile de trabajar ambos lados por igual. Por último, descanse en la posición que su cuerpo sienta que necesita.

ATENCIÓN: *¡La recomendación más importante en las dos secuencias anteriores es mantener la columna erguida en todo momento! Esto le preparará para la secuencia siguiente.*

Luna creciente

1 Lleve las manos a la posición de «saludo indio», con las palmas juntas, los dedos apuntando hacia arriba y los pulgares en dirección al corazón. Mientras *aspira*, póngase de rodillas.

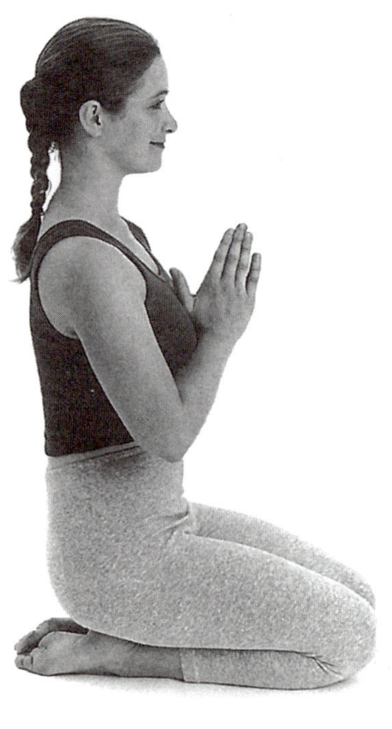

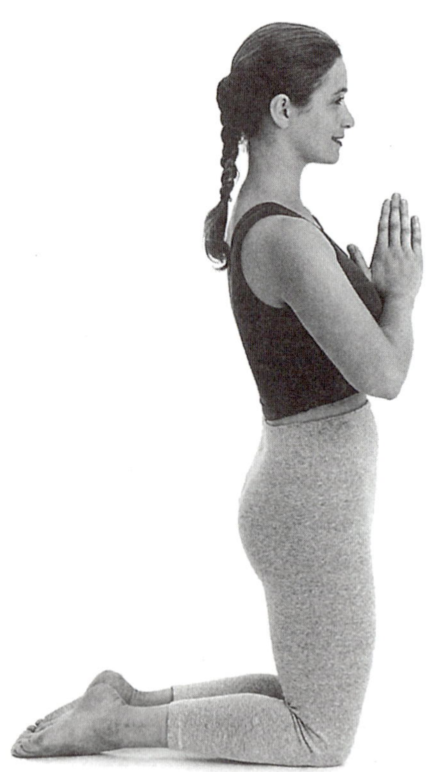

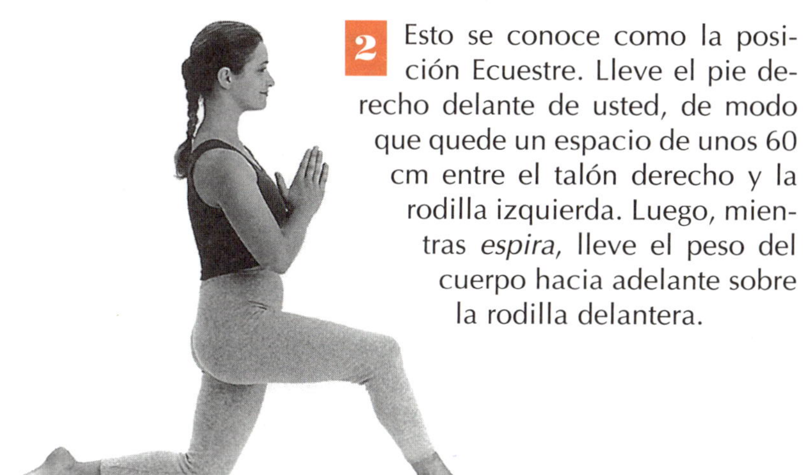

2 Esto se conoce como la posición Ecuestre. Lleve el pie derecho delante de usted, de modo que quede un espacio de unos 60 cm entre el talón derecho y la rodilla izquierda. Luego, mientras *espira*, lleve el peso del cuerpo hacia adelante sobre la rodilla delantera.

ATENCIÓN: *Si no queda suficiente espacio entre el talón delantero y la rodilla trasera, encontrará que la rodilla delantera se desplaza hacia adelante del tobillo delantero. ¡Esto es incorrecto! Si hay demasiado espacio, la rodilla delantera quedará detrás del tobillo delantero. ¡Esto también es incorrecto! En esta posición, gran parte del peso corporal se desplaza hacia el suelo a través de la rodilla y del tobillo delanteros. Por consiguiente, es esencial mantener «articulación sobre articulación» para hacer uso del cuerpo sin riesgos. Tendrá que realizar ajustes minuciosos para conseguir la distancia adecuada para usted; cuando llegue a ser más ágil, descubrirá que debe reajustar la distancia. Las caderas deberían caer hacia abajo, como si fuesen los muelles de un carruaje, mientras la columna vertebral se eleva separándose de ellas.*

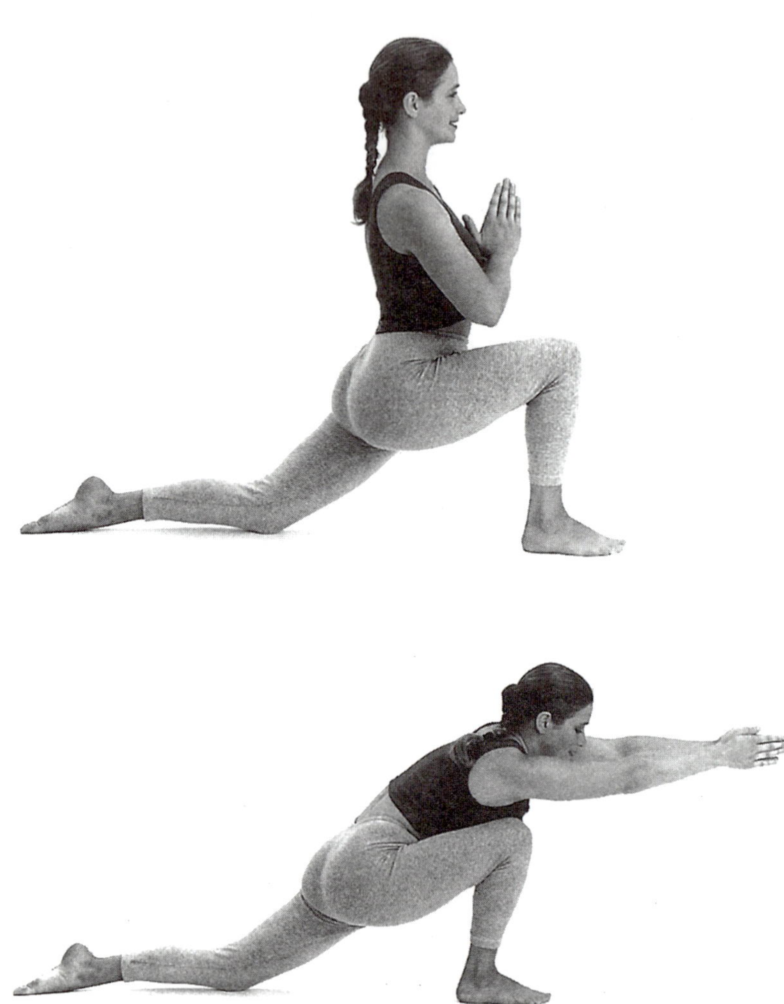

3 *Aspire* y, cuando *espire*, estire los brazos y el tronco hacia adelante por encima de los muslos, manteniendo las palmas juntas. Luego, *aspirando*, haga un movimiento amplio de los brazos hacia arriba por encima de la cabeza y levante la parte superior del cuerpo hasta una posición vertical, formando una hermosa línea recta alzándose fuera de la curva de las caderas y de las piernas. Tenga cuidado de mantener las caderas cayendo hacia abajo tanto como sea posible, conservando la posición Ecuestre.

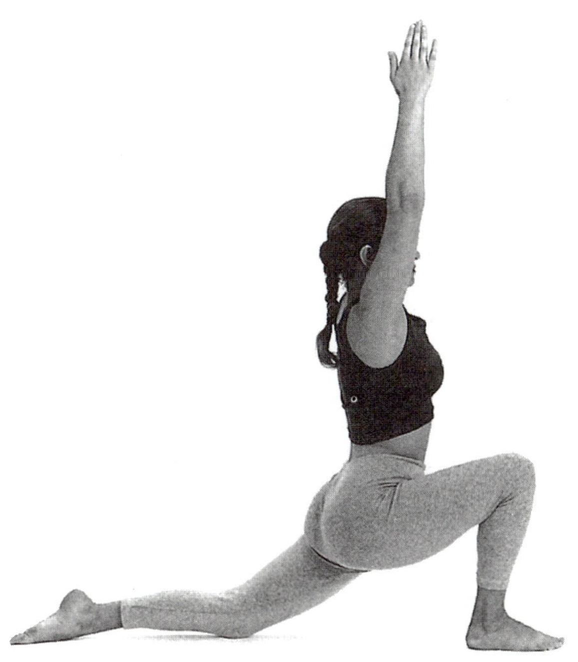

4 *Aspire* y, cuando *espire*, arquee la parte superior del cuerpo y de los brazos hacia atrás, formando la línea de la «Luna creciente» desde los dedos de las manos, a través del cuerpo y hacia abajo hasta el pie trasero. Mantenga y mejore la posición con una respiración lenta y profunda hasta que sienta cansancio.

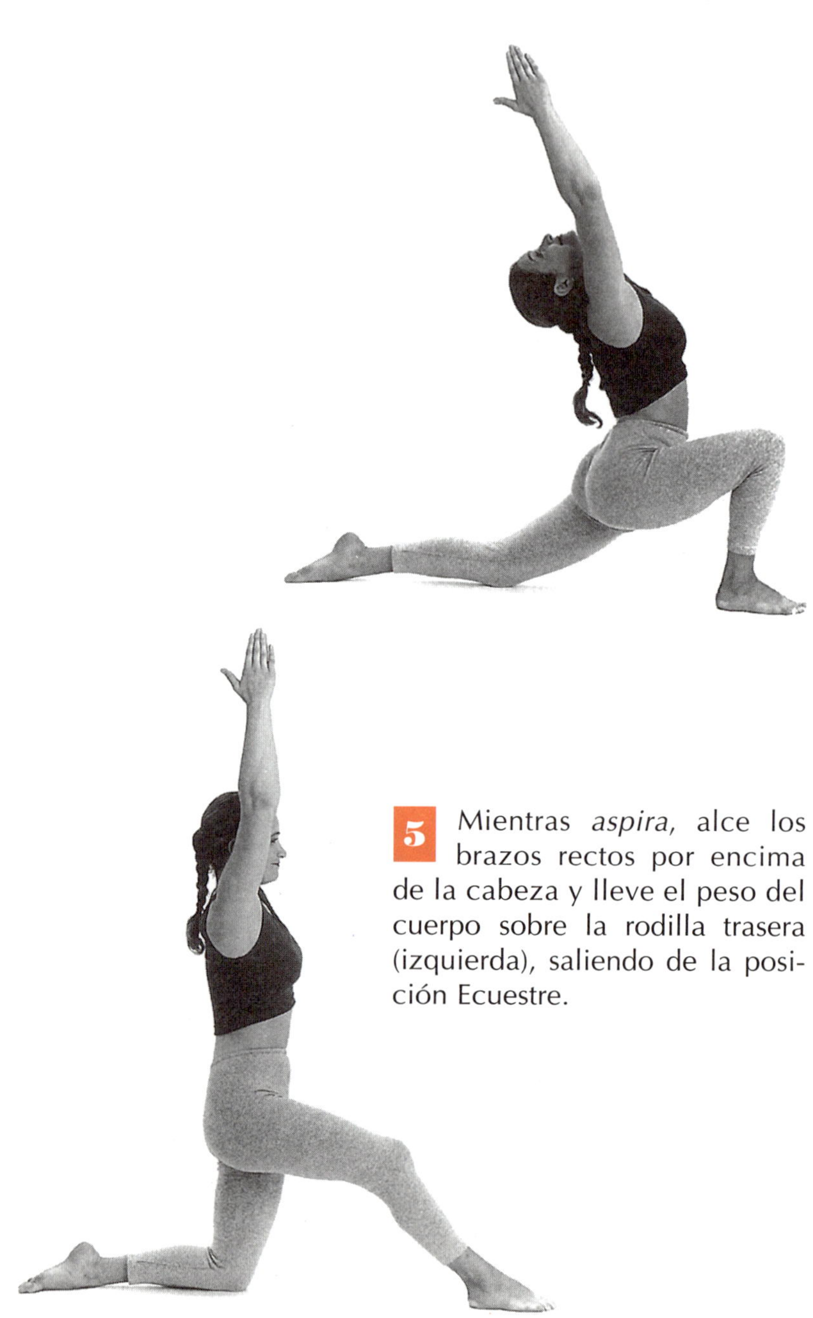

5 Mientras *aspira*, alce los brazos rectos por encima de la cabeza y lleve el peso del cuerpo sobre la rodilla trasera (izquierda), saliendo de la posición Ecuestre.

6 Mientras *espira*, siéntese sobre el pie izquierdo (volviendo los dedos de los pies hacia adentro hasta formar un cómodo «cojín»). *Aspire* y estire *hacia arriba* a través de la columna vertebral y de los brazos. Flexione el pie delantero (derecho) y vuelva los dedos de los pies *hacia arriba*.

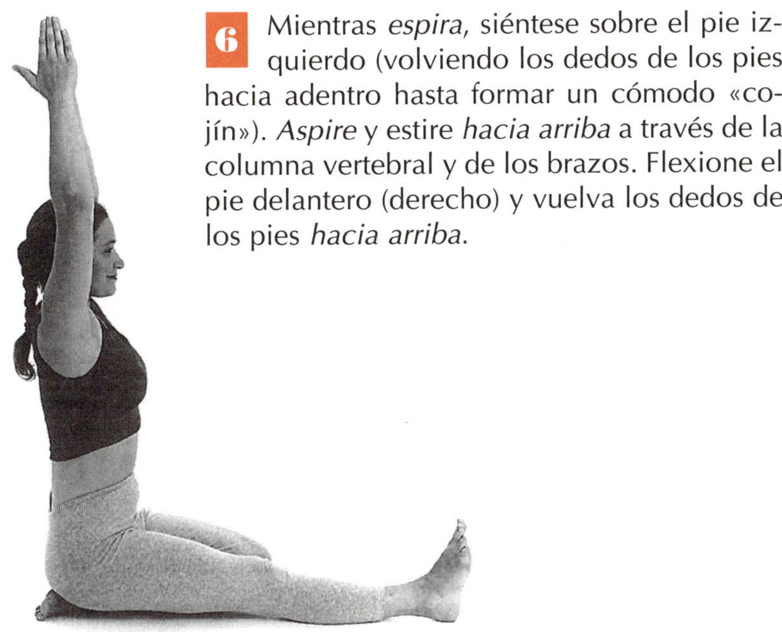

7 Mientras *espira*, lleve los brazos y el tronco hacia adelante, en una línea recta, tan lejos como pueda. *Aspire*. Cuando vuela a *espirar*, relaje hacia abajo en la posición «Inclinación hacia adelante». Respire lenta y profundamente. Quizá pueda mantener las manos juntas en el «saludo indio», sujetando con los antebrazos el pie flexionado. Si no puede llegar tan lejos, ponga las manos una a cada lado de la pierna estirada, con las palmas *hacia arriba*.

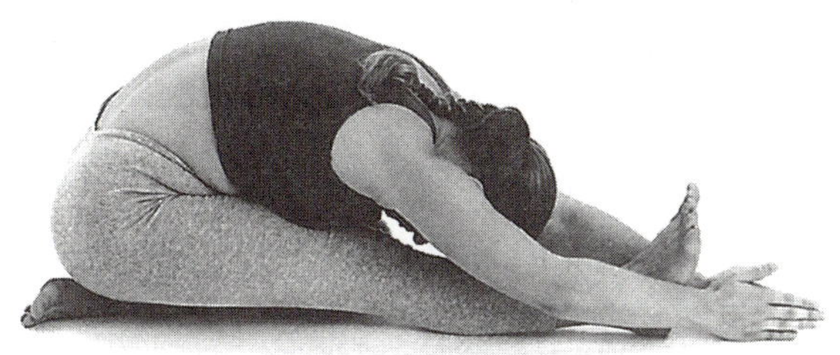

8 Permanezca en esta posición mientras le resulte cómoda. Para salir de ella, primero estire los brazos hacia adelante con las palmas juntas, *aspirando*, y haga movimientos amplios con los brazos y el tronco hacia arriba a la vez.

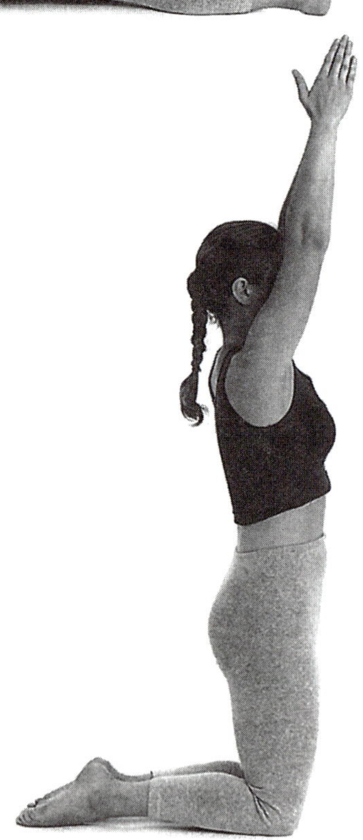

ATENCIÓN: Asegúrese de subir bien estirado a la altura de la cintura y con el mentón metido *hacia adentro*, no sobresaliendo hacia adelante, ¡o de lo contrario la «parte media» de su cuerpo se sentirá muy comprimida!

9 Cuando la columna y los brazos estén erguidos, *espire* y vuelva a *aspirar* mientras se arrodilla y junta las rodillas. *Espire* mientras vuelve a la postura Vajrasana y descanse, antes de repetir toda la secuencia con el pie izquierdo hacia adelante.

Quizá quiera repetir toda la secuencia dos veces sobre cada lado, hasta completar dos «series». Cuando haya terminado, descanse durante unos minutos.

Balanceo ecuestre

1 Haga que las caderas «caigan» adecuadamente entre la rodilla erguida delantera y la rodilla trasera sobre el suelo. *Aspire*, lleve los brazos *hacia arriba* hasta obtener una buena línea recta en la columna vertebral.

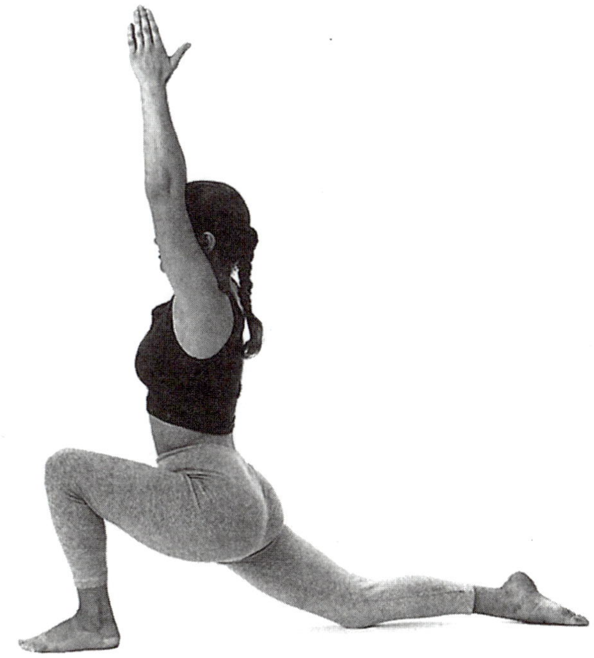

2 *Espire* y lleve los brazos hacia los lados a la altura del hombro, con las palmas hacia abajo. Vuelva a *aspirar* y, mientras *espira*, balancee el tronco hacia el costado, mante-

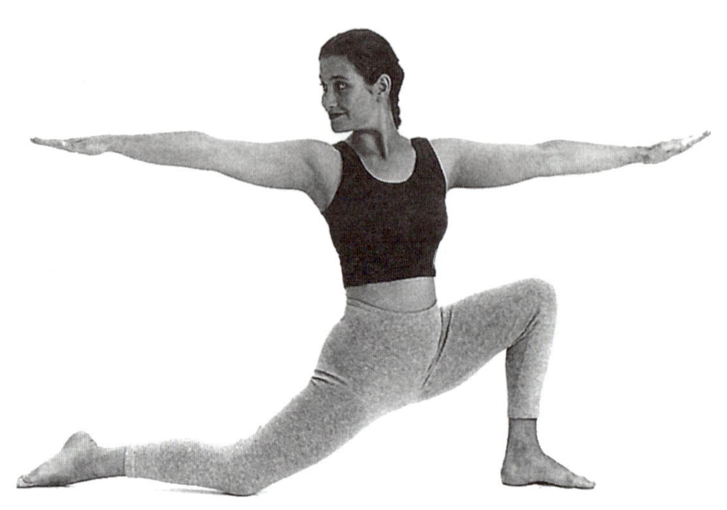

niendo los brazos estirados hacia afuera. *Aspire* cuando mire hacia adelante y *espire* para llevarlo hacia el otro lado.

Quizá quiera repetir el balanceo hacia ambos lados varias veces más. Cuando haya terminado, cambie de pierna, llevando la otra rodilla hacia adelante, y repita la secuencia sobre el otro lado durante el mismo número de veces. Luego descanse en la posición de «El niño» (véase página 80).

ATENCIÓN: ¡Todos los movimientos efectuados desde la posición Ecuestre son agotadores! No estire ni se dé prisa más allá de lo que le resulte cómodo. Además de los ejercicios de yoga para el cuerpo, la respiración, la concentración y la relajación, se incluye también un fuerte elemento de equilibrio. «Antílope» (véase capítulo 4) y «Navaja» (véase capítulo 6) serían unos buenos movimientos preparatorios.

11
Movimientos de torsión

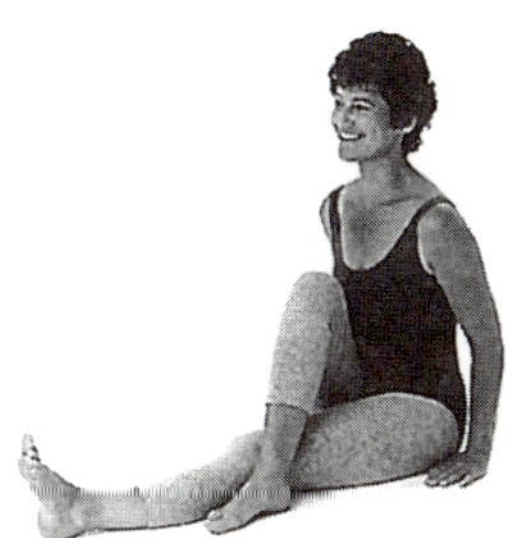

Para una columna vertebral sana

Después de haber trabajado duro para desarrollar una base fuerte, ahora estamos en condiciones de expresarnos plena y únicamente tal como somos. Las secuencias siguientes ponen de manifiesto la individualidad armoniosa del yoga, aunque son más fáciles de realizar de lo que parece. Los movimientos de torsión afectan a toda la columna vertebral. Los que se describen a continuación no son tan exigentes como las secuencias fuertes incluidas en los capítulos 9 y 10, pero dependen de la coordinación, de la fortaleza general, de la agilidad, de la concentración y de la relajación. Su efecto es sutil, realzando la energía y una sensación de alegre y completo bienestar en toda la persona.

Los primeros movimientos fluidos comienzan a partir de la postura Tadasana. Tendrá que ser consciente de su cuerpo como un todo, de pie, erguido y fuerte, aunque ágil.

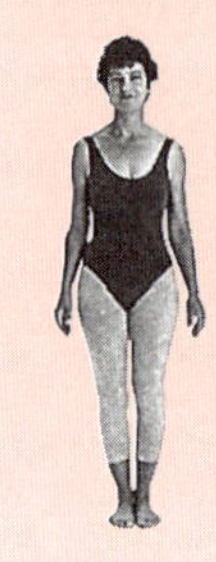

Posición inicial

Póngase de pie en Tadasana (véase capítulo 3 para instrucciones detalladas).

Torsion de alineación

1 Apoye los dedos del pie izquierdo sobre el suelo unos centímetros a la derecha del pie derecho. Permanezca de pie y erguido, con el peso corporal sobre el pie derecho. Lleve el tronco hacia la izquierda, alzando ambas manos hasta la altura de los ojos. Una el pulgar y el índice de cada mano para formar dos círculos. Estire la mano izquierda alejándola de usted tanto como pueda y gire hacia la izquierda tanto como le sea posible. Vuelva la cabeza para mirar hacia la izquierda. Ponga en línea la mano derecha de modo de poder mirar a través de ambos «círculos» a la vez hacia lo lejos, ¡o hacia algún otro mundo!

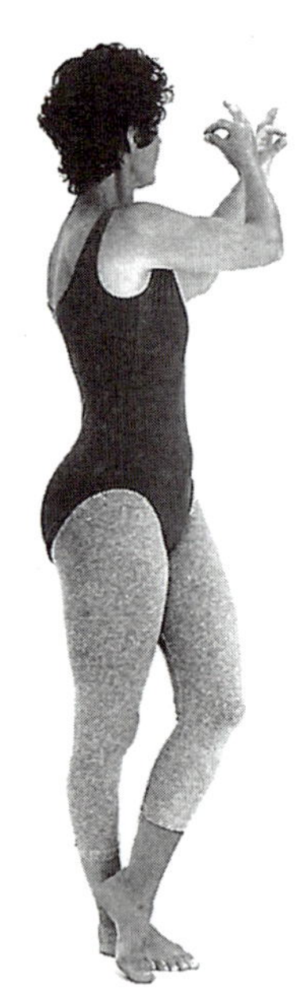

2 Con un amplio movimiento circular, levante los dedos del

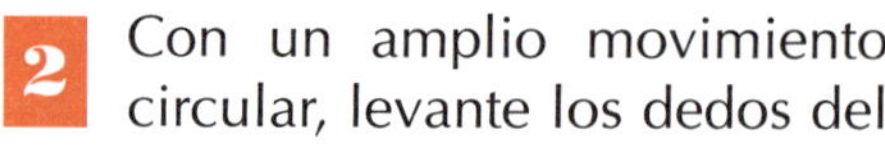

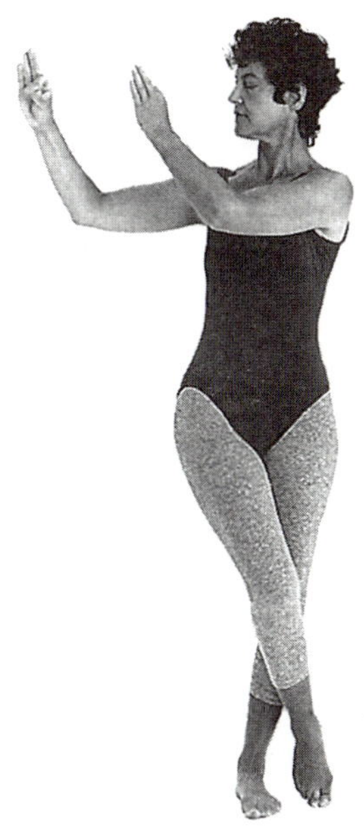

pie izquierdo del suelo, lleve el pie izquierdo detrás del pie derecho y párese firmemente sobre él, desplazando al mismo tiempo el peso del cuerpo y levantando el talón derecho del suelo. Mientras hace esto, simultáneamente gire el tronco hacia la derecha. Al mismo tiempo, estire el brazo derecho hacia afuera y detrás de usted, alineando los dos «círculos» con la mano derecha lo más lejos posible. Vuelva la cabeza hacia la derecha para mirar a través de ambos «círculos».

Una vez que haya organizado los movimientos, puede dejarlos fluir «con la respiración». *Aspire* mientras cambia de posición el pie y manténgase firme y erguido. *Espire* mientras gira el tronco, el cuello y la cabeza, y alinea los brazos para mirar a través de los «círculos» formados por el índice y el pulgar de cada mano. Mientras repite estos movimientos armoniosos, sienta que son parte de su respiración, como una expresión física de la música que hay dentro de usted. No es necesario decir que debe estar centrado y relajado en su mente con el objeto de poder «fluir».

Después de unas torsiones, repita todos los movimientos hacia el otro lado, moviendo el pie derecho alrededor de la pierna izquierda, en lugar del pie izquierdo en torno a la pierna derecha. Observe la diferencia en equilibrio y fluidez.

Cuando haya terminado, póngase de pie en posición Tadasana con los ojos cerrados, sintiendo el remolino de energía dentro de usted. Ha estado haciendo una «meditación en movimiento».

Torsión del rishi

Un rishi era alguien que en la antigua India se retiraba a los bosques para meditar. Presumiblemente, ¡también necesitaba algún ejercicio! Esta secuencia, como la anterior, debería hacerse «desde dentro hacia afuera».

1 Póngase de pie en posición Tadasana. Separe las piernas unos 90 cm, con los pies y las rodillas vueltos hacia afuera en un ángulo cómodo. Las piernas permanecerán completamente rectas. Junte las palmas cerca del corazón en la posición de «Saludo indio».

2 Deslice la mano izquierda hacia abajo por el interior de la pierna derecha, flexionándose hacia adelante y girando desde la cintura hacia arriba y a la derecha tanto como pueda. Al mismo tiempo, lleve el brazo derecho hacia arriba, con los dedos apuntando al cielo raso inmediatamente por encima de la cabeza y con la palma mirando a la derecha. Abra el hombro derecho tanto como le sea posible.

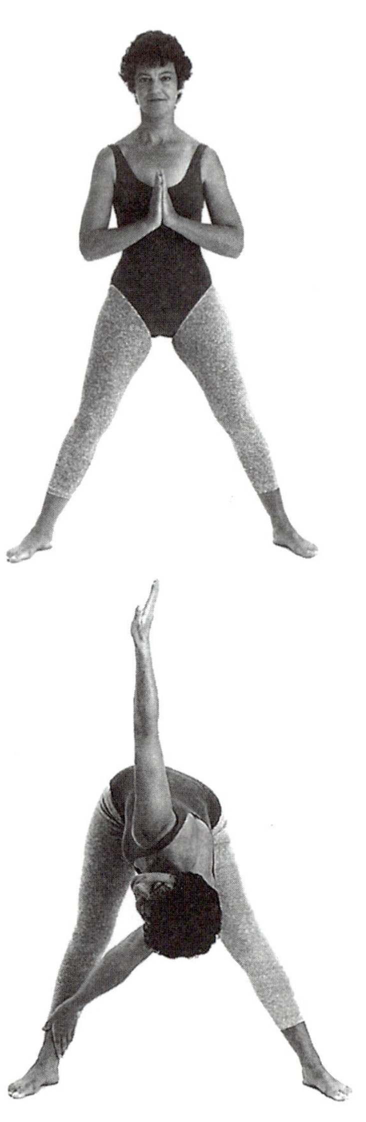

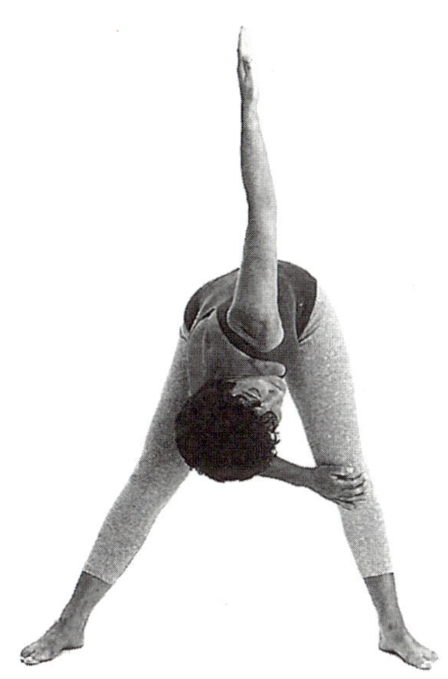

Para salir, lleve la mano que está arriba hacia abajo y la mano que está abajo hacia arriba hasta que se encuentren a la altura del corazón en la posición de «saludo indio» mientras deshace el movimiento rotatorio de la columna y levanta el tronco, todavía centrado entre las piernas abiertas. Repita, girando hacia la izquierda.

Una vez que sea capaz de entrar y salir con naturalidad de esta postura, «fluya» con la respiración. Lleve la cabeza hacia abajo y el brazo hacia arriba mientras *espira*. Suba centrándose en el corazón, mientras *aspira*. Repita varias veces sobre cada lado, concentrándose en la posición de cada parte de su cuerpo y disfrutando la coordinación serena de su respiración y de sus movimientos. Cuando haya terminado, permanezca de pie en la postura Tadasana con los ojos cerrados, sintiéndose tonificado y centrado a la vez.

ATENCIÓN: *¡Manténgase en línea! Quizá necesite la ayuda de un amigo para que verifique la corrección de la postura. La cabeza debería estar abajo, centrada entre las piernas, con el hombro inmediatamente encima de ella y el brazo estirándose hacia arriba verticalmente. Es muy fácil olvidarse de abrir el hombro ¡y limitarse a llevar la mano por encima de la cabeza y esperar lo mejor!*

A continuación, algunas torsiones muy suaves que pueden hacerle sentirse muy «hacia adentro».

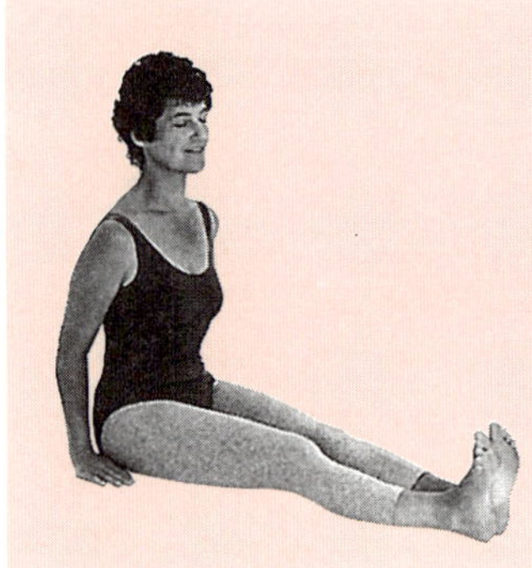

Posición inicial

Siéntese erguido en posición Dandasana (véase capítulo 3 para instrucciones detalladas).

Torsión simple

1 Lleve el dorso de la mano izquierda contra la parte exterior de la pierna derecha, donde la sienta más cómoda. Mantenga la columna vertebral erguida. Lleve la palma derecha hacia el suelo detrás de la base de la columna.

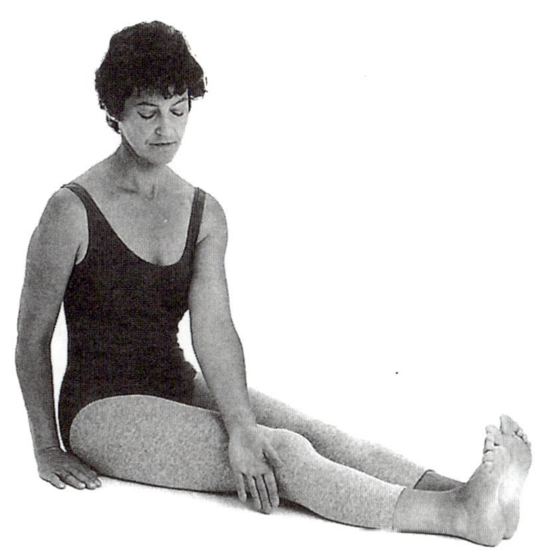

2 Cuando *espire*, use la mano izquierda para elevarse en una torsión hacia la derecha, mirando por encima del hombro derecho. Mantenga esta torsión y estire *hacia arriba* mientras *aspira* y mejore la postura cuando *espire*. Trabaje de esta manera, centrándose en ajustes minúsculos, con el cuerpo, la respiración y la mente profundamente ensimismados en lo que está haciendo.

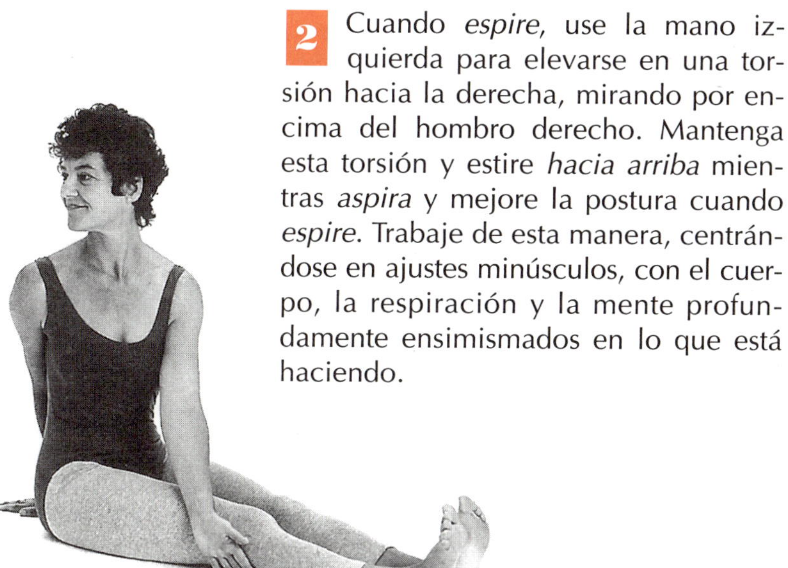

Cuando esté preparado, vuelva lentamente a la posición Dandasana y observe cómo se siente. Luego repita la torsión hacia la izquierda, con el mismo cuidado y concentración.

Torsión de palanca

1 Flexione la rodilla izquierda y plante el pie izquierdo hacia afuera de la pierna derecha, lo más cerca posible de la cadera derecha. Vuelva a sentarse erguido.

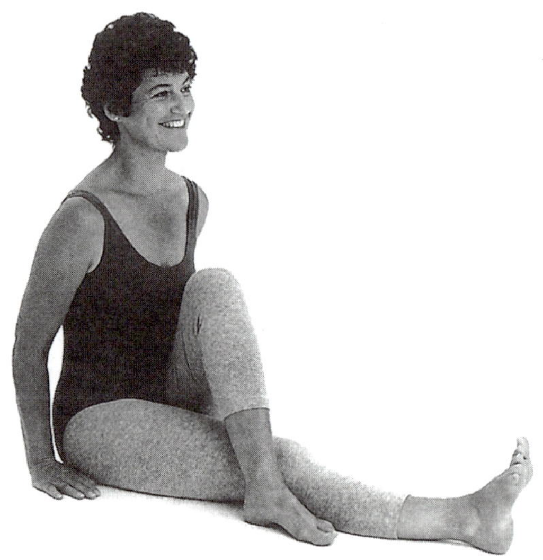

2 Flexione el codo derecho y coloque la parte superior del brazo derecho contra la parte externa del muslo izquierdo, para utilizarla como una palanca. Ponga la palma izquierda sobre el suelo contra la base de la columna vertebral. Vuelva a sentarse erguido.

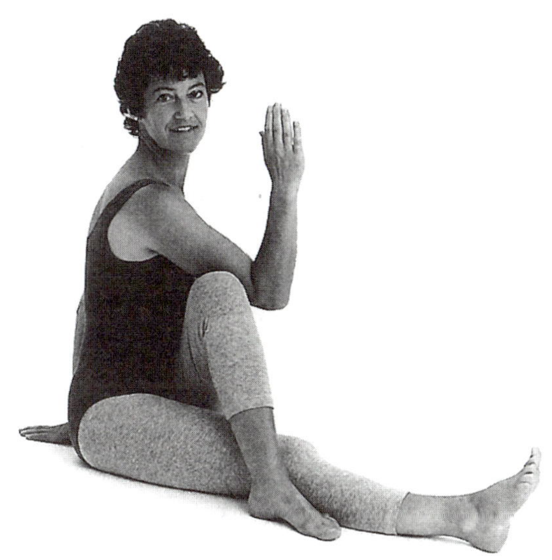

3 Haciendo palanca con la parte superior del brazo contra la pierna, gire hacia la izquierda mientras *espira* y mira por encima del hombro izquierdo. *Estire* hacia arriba mientras *aspira* y mejore la posición mientras *espira*. Continúe con la concentración interior en cada pequeño ajuste y luego mantenga la respiración natural. Cuando esté preparado, vuelva a la posición Dandasana y observe las energías que siente dentro de usted.

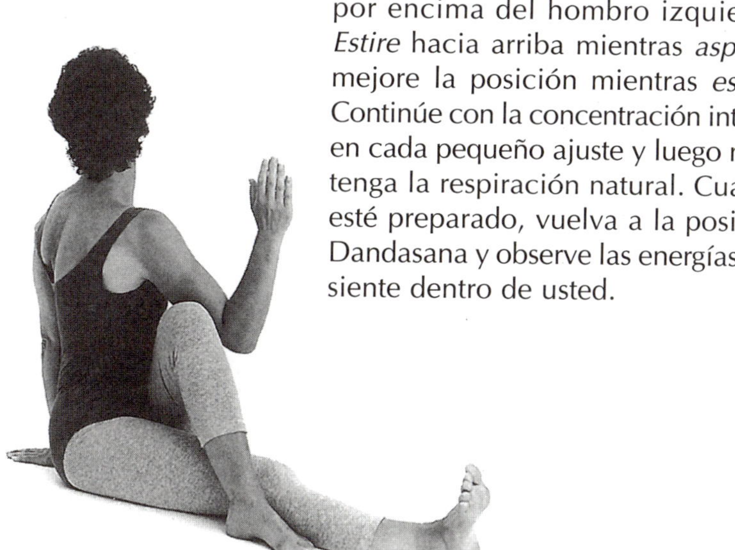

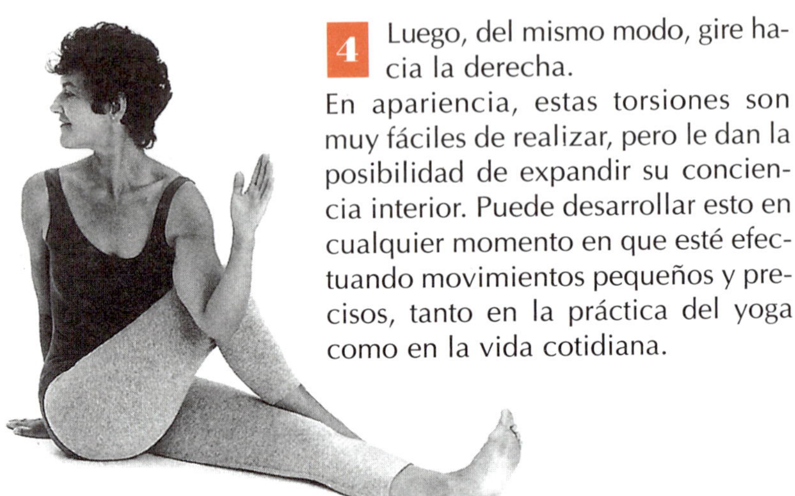

4 Luego, del mismo modo, gire hacia la derecha.

En apariencia, estas torsiones son muy fáciles de realizar, pero le dan la posibilidad de expandir su conciencia interior. Puede desarrollar esto en cualquier momento en que esté efectuando movimientos pequeños y precisos, tanto en la práctica del yoga como en la vida cotidiana.

Torsión enlazada

Desde la «Torsión de palanca», girando hacia la derecha, flexione la pierna izquierda recta y lleve el pie izquierdo hacia la nalga derecha. Haga rotar el brazo izquierdo en la articulación del hombro, de modo que pueda enlazar el antebrazo debajo de la rodilla derecha. Lleve la mano derecha hacia atrás hasta coger la mano izquierda. ¡Siéntese erguido! Esta hermosa postura es más fácil para algunas personas que para otras.

Mantenga la posición, estirando *hacia arriba* en todo momento,

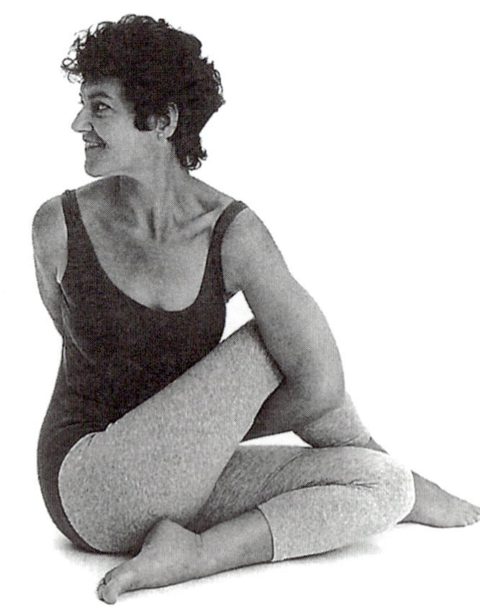

tanto tiempo como pueda. Luego vuelva lentamente a la posición Dandasana, haga una pausa para sentir los efectos y repita la «Torsión enlazada» sobre el otro lado, girando hacia la izquierda.

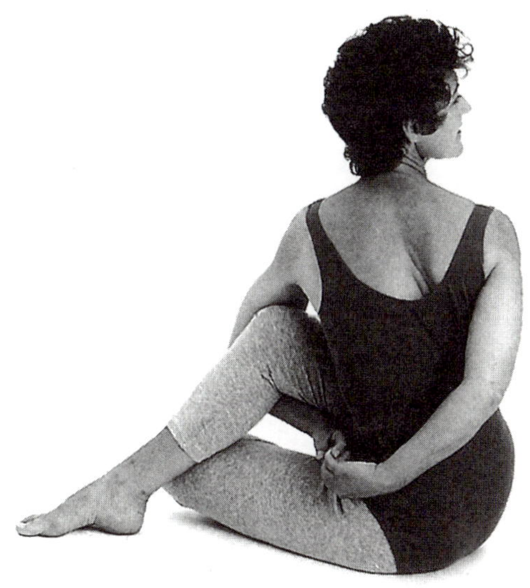

12
Apertura

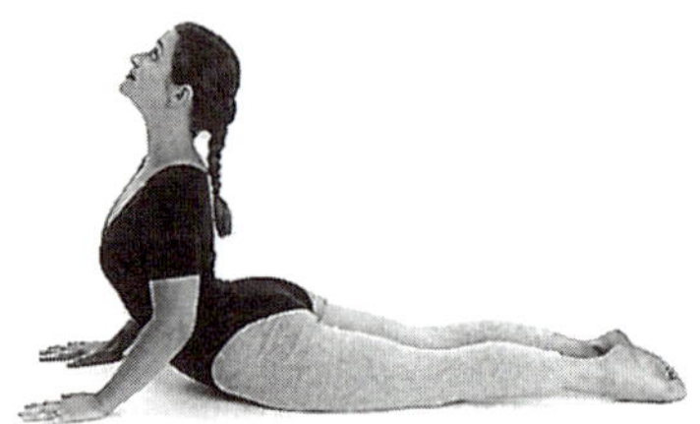

Arquear e invertir el cuerpo

La vida es un desafío al que puede responderse de dos maneras. Una manera es rechazar las partes del desafío con las que no nos sentimos cómodos y fingir que no estamos heridos, enojados o aislados, o lo que sea que uno sienta realmente. La otra, la manera del yoga, es aceptar las cosas como son, incluidos nuestros propios sentimientos.

Cuando trabaje en los ejercicios de este libro, con frecuencia se le recordará que se detenga y observe con tranquilidad cómo se siente al final de una secuencia. De este modo llegará a conocerse desde dentro, en lugar de basarse en impresiones distorsionadas que recibe de otras personas. Sobre muchas cosas, ¡muchos de nosotros simplemente no sabemos qué sentimos, sólo sabemos lo que nos han dicho que deberíamos sentir! Cuando no logramos reaccionar de acuerdo con las indicaciones de los demás, nos sentimos confundidos y perdemos confianza en nosotros mismos. El discernimiento llega con la práctica regular del yoga, en particular del «yoga de observación». En forma gradual llegamos a ser más nosotros mismos y menos dependientes de lo que los demás nos dicen que somos.

La apertura del pecho parece abrirnos también a nuestros propios sentimientos. Cada vez que estira la columna vertebral hacia arriba y levanta el esternón, llega a ser más «real» para usted mismo y, por consiguiente, todo lo demás también se vuelve más real.

Arquear la columna abre el corazón.

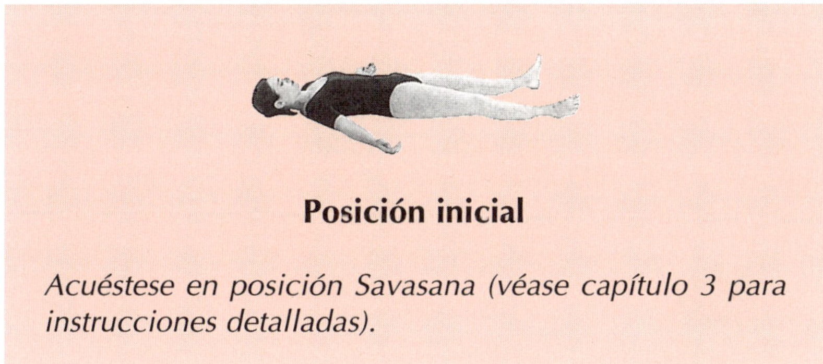

Posición inicial

Acuéstese en posición Savasana (véase capítulo 3 para instrucciones detalladas).

Postura prona

Póngase boca abajo, con la frente hacia el suelo, las piernas rectas y los pies juntos. Flexione los codos, manteniéndolos hacia adentro con una separación equivalente al ancho de los hombros («articulación sobre articulación»). Ponga las manos a la altura del corazón, a ambos lados del pecho.

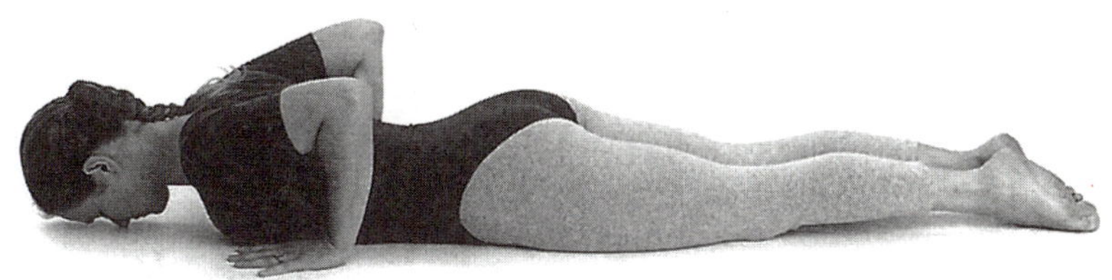

Levantar el brazo

Desde la «Postura prona», levante los brazos detrás de usted y cójase firmemente las manos. «Tire» hacia arriba y atrás de la parte superior del tronco estirando las manos hacia arriba y en dirección a los pies. ¡Es de esperar que el pecho se levante del suelo! Sienta los músculos trabajando en la parte superior de la espalda y el peso de la parte inferior del abdomen y la pelvis aguantándole contra el suelo. Mantenga las piernas rectas y los pies juntos sobre el suelo.

Cuando se sienta cansado, vuelva a la «Postura prona» y repita después de un breve descanso. Si este ejercicio le resulta difícil, ¡por favor, practíquelo con regularidad! Pronto le resultará más fácil. Tendrá que tener fuerza en la parte superior de la espalda para las posturas invertidas (véase páginas 158-62).

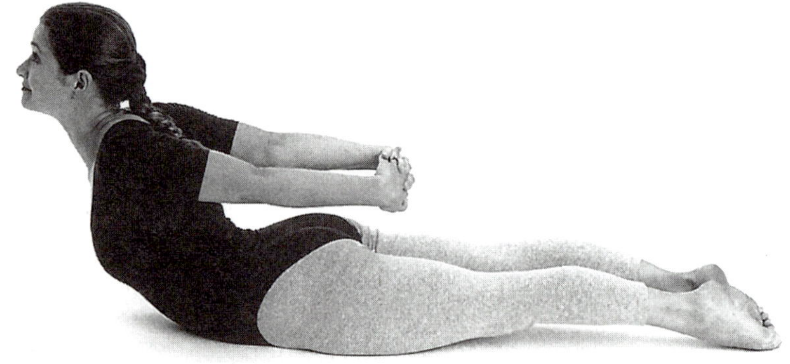

Cobra modificada

1 Desde la «Postura prona», lleve las manos hacia adelante, siempre con los codos en línea con los hombros para evitar riesgos al levantar. Coloque los codos directamente debajo de los hombros, con los antebrazos sobre el suelo delante de usted. Esto elevará su pecho del suelo.

ATENCIÓN: *En todas las versiones de la «Cobra» es importante mantener el cuello estirado y los hombros hacia abajo. Es muy fácil –¡y bastante inútil!– encorvar los hombros y presionar sobre las manos para levantar la parte superior del cuerpo, ¡pasando por alto todos los músculos de la parte superior de la espalda!*

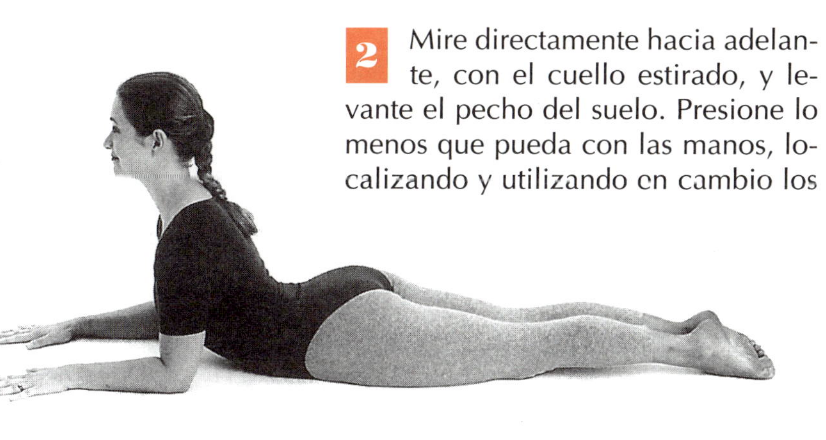

2 Mire directamente hacia adelante, con el cuello estirado, y levante el pecho del suelo. Presione lo menos que pueda con las manos, localizando y utilizando en cambio los

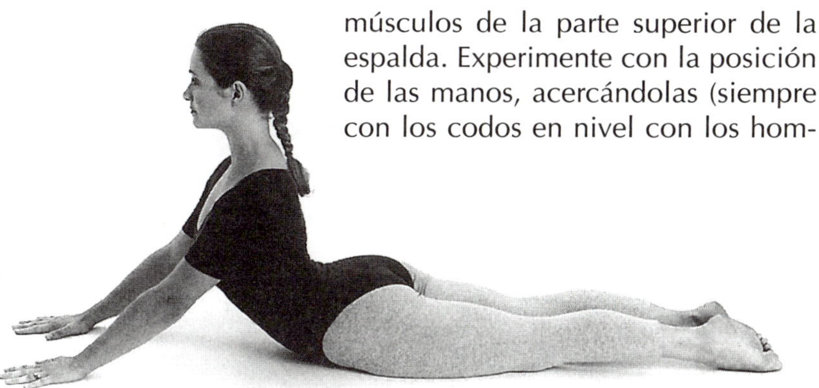

músculos de la parte superior de la espalda. Experimente con la posición de las manos, acercándolas (siempre con los codos en nivel con los hombros y metidos hacia adentro) al pecho mientras desarrolla fuerza. Cuando haya encontrado la mejor posición para usted en el día de hoy, trabaje con la respiración. Cuando *aspire*, levante la parte superior del cuerpo. Cuando *espire*, bájela.

Repita rítmicamente, centrándose en los músculos de la espalda, hasta que se sienta cansado. Póngase de espaldas y descanse en la postura Shavasana.

Cobra clásica

1 Desde la «Postura prona», levante la parte superior del cuerpo mientras *aspira*. Mantenga la posición mientras *espira*. Levante una fracción más mientras *aspira* y mantenga mientras *espira*. Céntrese en los músculos de la parte superior de la espalda y evite poner todo el peso de su cuerpo sobre las manos. Continúe trabajando de esta manera, sincronizada con la respiración.

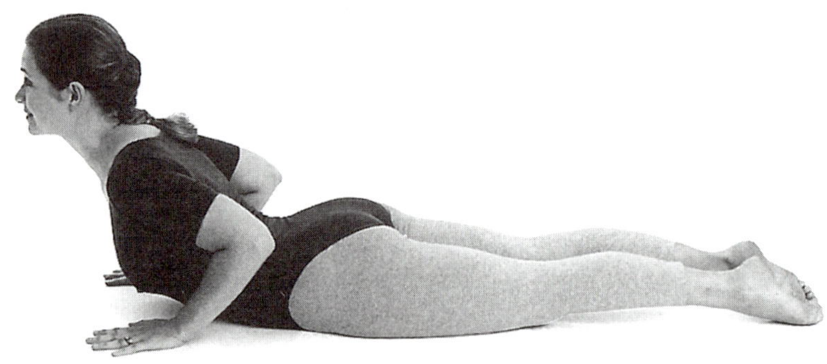

2 Trabaje para levantar la parte superior del cuerpo y enderece los brazos tanto como pueda. Mantenga las piernas y los pies juntos y los hombros hacia abajo. ¡Relaje el rostro!

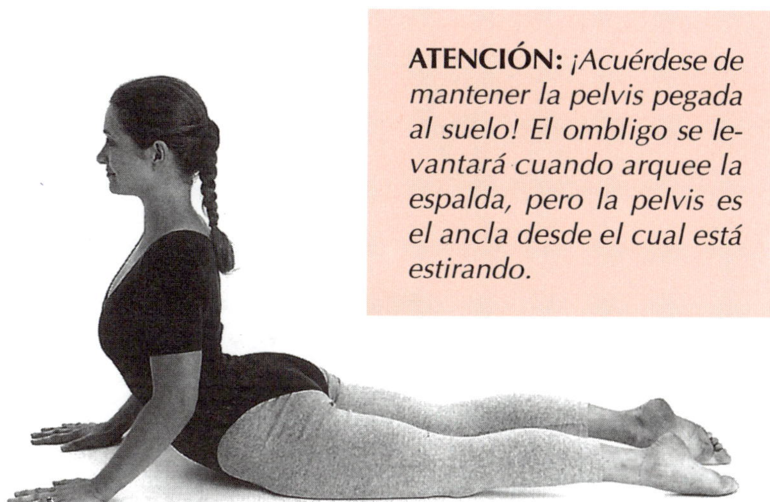

ATENCIÓN: *¡Acuérdese de mantener la pelvis pegada al suelo! El ombligo se levantará cuando arquee la espalda, pero la pelvis es el ancla desde el cual está estirando.*

3 Si lo desea, puede continuar arqueando la espalda, haciendo lo mismo con el cuello y mirando hacia el cielo raso. Continúe en la posición tanto tiempo como pueda mantener la conciencia y el control de todo su cuerpo. Cuando esté preparado para salir de la postura, baje primero la cabeza, luego flexione los codos para bajar el cuerpo y vuelva a la «Postura prona».

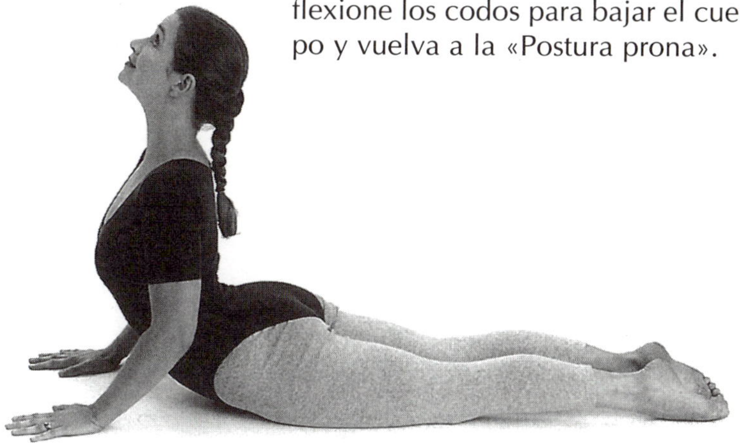

Estiramiento de hinojos

Desde la «Postura prona» quizá quiera pasar al «Estiramiento de hinojos» para descansar.

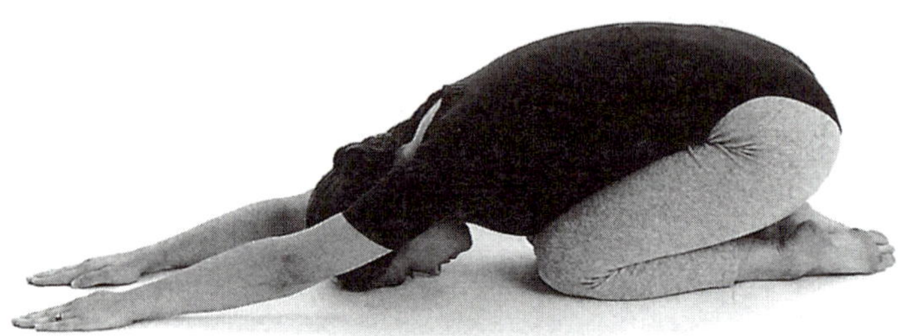

Libélula

Ésta es una maravillosa postura de equilibrio, así como para arquear la espalda.

1 Comience en la «Postura prona». Lleve el mentón hacia el suelo, estirando la parte frontal del cuello. Levante la pier-

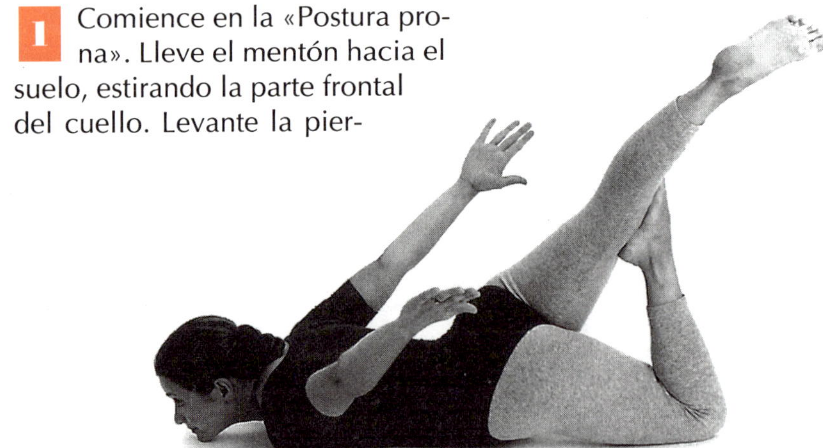

na izquierda en el aire, manteniéndola recta. Flexione la rodilla derecha y apoye la rodilla izquierda recta sobre la planta del pie derecho. Levante los brazos rectos detrás de usted, como alas, estirando la punta de los dedos de las manos.

2 Cuando *aspire*, levante la cabeza y (si es posible) la parte superior del pecho, ¡y «vuele»! Respire naturalmente y mantenga la posición tanto tiempo como pueda. Vuelva a la «Postura prona». Repita con la pierna levantada. Luego descanse en la postura de «Estiramiento de hinojos», antes de volver a la posición Shavasana.

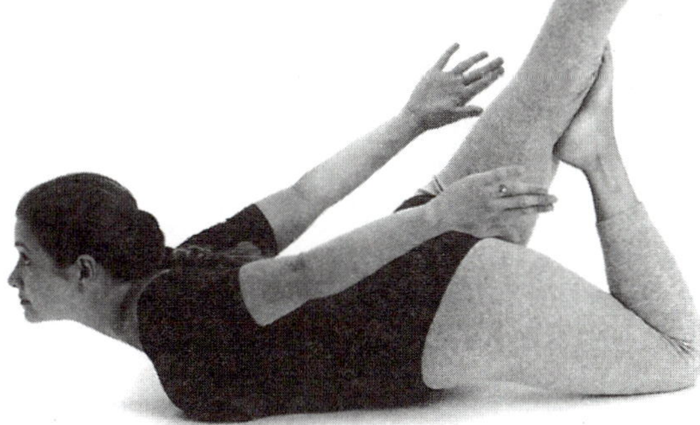

Inclinación pélvica

1 Flexione las rodillas y plante los pies lo más cerca posible de las nalgas, con una separación entre ellos equivalente al ancho de las caderas («articulación sobre articulación») para levantarse sin riesgo. Vuelva los dedos de los pies ligeramente hacia adentro para levantar los arcos y desplazar el peso del cuerpo hacia la parte externa de los pies. Lleve los brazos junto al cuerpo con las palmas hacia abajo, para ayudar a aguantar el peso del cuerpo cuando se levante.

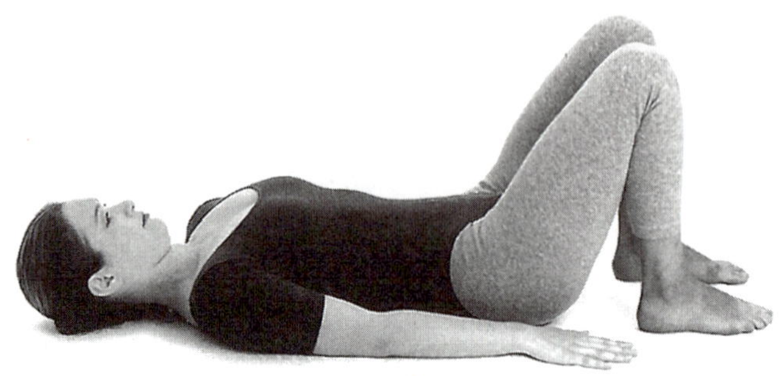

2 Mantenga el mentón metido hacia adentro, con el cuello estirado y la cintura pegada al suelo. *Aspire*. Mientras *espira*, levante el cóccix (rabadilla) del suelo, inclinando la pelvis. Éste es muy movimiento muy leve, pero hace maravillas para los músculos de la pelvis. *Aspire* mientras baja el cóccix y *espire* cuando vuelva a levantarlo. Esta vez, trate de «levantar y meter hacia adentro», contrayendo los músculos de la base pélvica hacia arriba para bajar el abdomen. Relaje mientras *aspira* y vuelva a llevar el cóccix hacia el suelo.

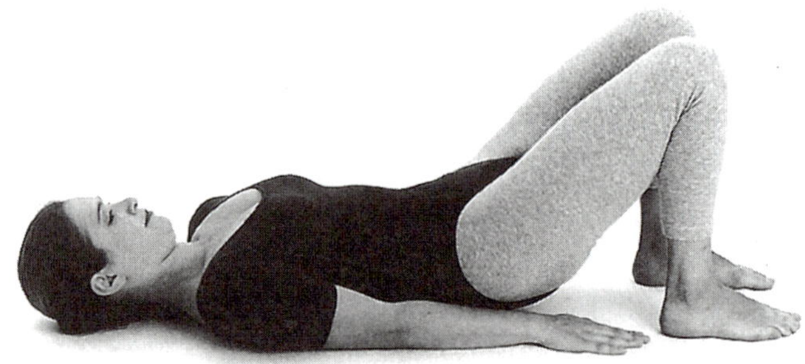

Repita esto varias veces, centrándose en la base pélvica en todo momento. Luego mantenga la posición elevada y la contracción de la base pélvica, con respiración natural, durante tanto tiempo como pueda. Baje y descanse.

Si los músculos de su base pélvica son débiles –con frecuencia debido a un estiramiento en el parto– pueden derivarse de ello problemas ginecológicos y urológicos, puesto que los órganos no están siendo mantenidos en su posición adecuada. Es una prevención valiosa para la salud y la comodidad futuras trabajar sobre esta zona ahora.

Puente dinámico

Comience en la posición «Inclinación pélvica» anterior. Asegúrese de que los brazos estén a lo largo del cuerpo, con las palmas hacia abajo, y que los pies estén «plantados» con fuerza a una distancia equivalente al ancho de las caderas, lo más cerca posible de las nalgas. Nuevamente vuelva ligeramente los dedos de los pies hacia adentro, si se han movido, a fin de estar preparado para levantar la columna vertebral del suelo. *Aspire*. Cuando *espire*, levante el cóccix (rabadilla) del suelo en la «Inclinación pélvica» y contraiga los músculos de la base de la pelvis. Mantenga esta contracción.

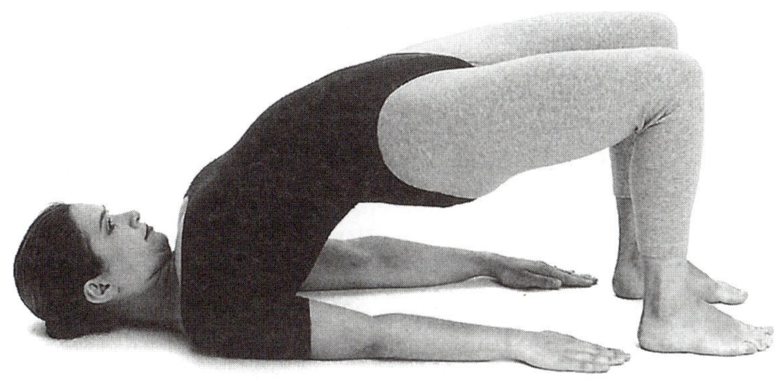

Cuando *aspire*, levante lentamente la columna del suelo, vértebra por vértebra. Mantenga la mente centrada en la columna mientras ésta se mueve. Conéctese con la sensación de cada vértebra. Cuando necesite *espirar*, haga una pausa en el movimiento de levantamiento de la columna y vuelva a tensar los músculos de la base pélvica. Continúe «despegando» las vértebras del suelo mientras vuelve a *aspirar*.

ATENCIÓN: *Está a punto de llevar el corazón más alto que la cabeza, en una posición parcialmente invertida. ¿Estaba cómodo en las otras posiciones invertidas que intentó hasta ahora? Éstas eran el «Perro» (véase capítulo 7), el «Leñador» (véase capítulo 8), «De pie, inclinación extendida hacia adelante» (véase capítulo 9) y «Torsión del Rishi» (véase capítulo 10). ¿Se sentía bien en todas esas posiciones invertidas? Si no es así, sea prudente a partir de ahora con el «Puente dinámico» y no intente ninguna de las posturas que siguen en este capítulo.*

Si está cómodo, continúe trabajando y haga que toda la columna, hasta la altura de los hombros, esté elevada del suelo. Utilice los músculos de la parte superior de la espalda para empujar el esternón hacia arriba hasta el mentón, que debería seguir metido hacia adentro.

Mantenga esta posición, respirando naturalmente, hasta que se sienta cansado. Luego baje la columna hacia el suelo muy lentamente, con respiración natural, centrándose en cada vértebra mientras entra en contacto con el suelo.

Algunas partes de la columna pueden sentirse más energizadas y receptivas que otras. Esto es natural. Centrarse en la columna vertebral en forma gradual revelará mucho más acerca de lo que hasta ahora se ignoraba. ¡La fuerza y la conciencia en la columna vertebral es mucho más que física!

Puente elevado

Tal vez quiera estirar una pierna hacia el cielo raso para ayudarse a experimentar una sensación de ligereza y elevación. Si es así, deslice el pie a lo largo del suelo, levante la pierna y enderécela mientras la estira hacia arriba. Bájela del mismo modo y repita con la otra pierna.

ATENCIÓN: *No deje que las caderas se inclinen o caigan hacia abajo mientras estira la pierna hacia arriba.*

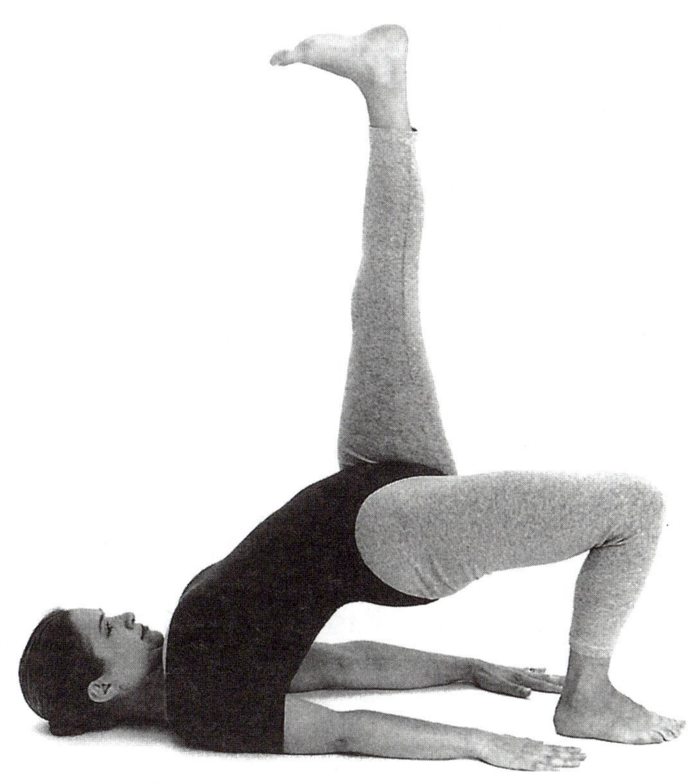

Postura invertida

Las posturas de yoga invertidas son muy famosas y los principiantes suelen querer probarlas. Sin embargo, requieren mucha preparación basada en la práctica del tipo de posturas descritas en todo el libro.

También requieren conciencia interna por parte de quien las practique. ¿Es seguro para usted invertir el cuerpo? A estas alturas debería saberlo. También debería reconocer de inmediato cualquier señal de advertencia y estar preparado para salir –al instante– de la posición en que se encuentre.

Hasta ahora, usted ha sido introducido en algunas posiciones parcialmente invertidas que son elementos de una secuencia más larga. Ha entrado y salido de ellas en un instante. No se ha detenido en ellas a menos que se sintiese perfectamente cómodo. ¡No ha quedado «atrapado» en ninguna!

Éste no es el caso con las verdaderas posturas invertidas. Están diseñadas para ser «fijas», de modo que pueda permanecer en ellas durante varios minutos al menos. Por consiguiente, antes de iniciar su práctica, por favor esté *absolutamente seguro* de que se siente cómodo con el cuerpo al revés.

Las poses invertidas suelen efectuarse al final de la sesión, antes de los ejercicios de respiración y de relajación profunda, o de una meditación breve.

1 Para ponerse en la «Postura invertida» comience en la posición «Inclinación pélvica». Ahora levante los pies del suelo, llevando las rodillas hacia el pecho. *Aspire*, y lleve las caderas hacia arriba encima de la cabeza mientras *espira*, colocando las manos sobre la columna y desplazándolas hacia arriba para apoyarse en ellas mientras invierte la postura. Respirando con naturalidad, lleve las caderas hacia arriba hasta que estén directamente encima de los hombros («articulación sobre articulación»), empujando con las palmas de las manos contra la columna, con los dedos apuntando hacia arriba. En-

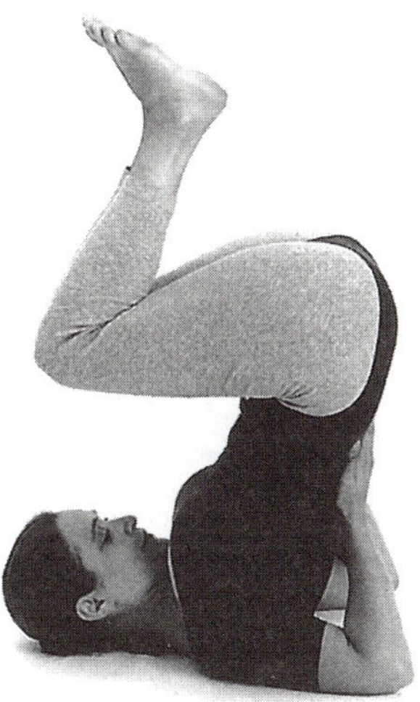

derece la columna en una línea recta, utilizando los músculos de la parte superior de la espalda.

Si no puede enderezar la espalda, vuelva a bajar el cuerpo como lo levantó, aguantándose con las manos sobre la columna y la parte superior de los brazos sobre el suelo. Tendrá que hacer muchas más posturas de «Puente dinámico» (véase página 155) para fortalecer la parte superior de la espalda antes de realizar posturas invertidas.

ATENCIÓN: *Mantenga los codos junto al cuerpo para aguantar el peso mientras está invertido. Los codos deberían estar en línea con los hombros, sin dejar que se desplacen hacia afuera.*

2 Cuando haya colocado la espalda en línea recta encima de los hombros, lentamente lleve ambas rodillas sobre la frente y déjelas descansar allí. Respire lenta y profundamente.

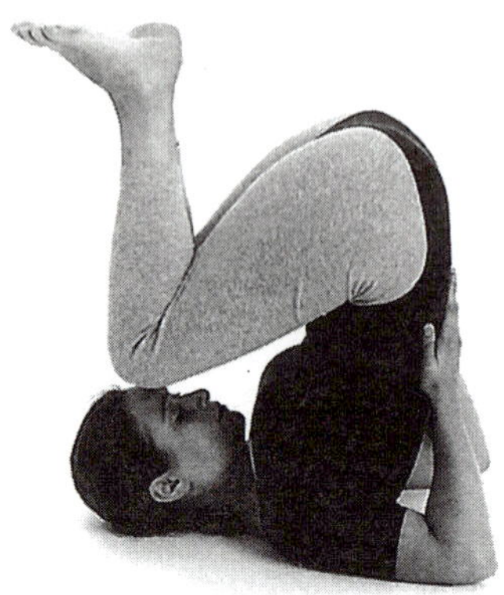

Cuente las respiraciones. Haga 12 respiraciones lentas –el tiempo que necesita el corazón para acostumbrarse a la posición invertida– antes de realizar cualquier otro movimiento (excepto deslizarse hacia abajo si se siente cansado o incómodo).

Libélula invertida

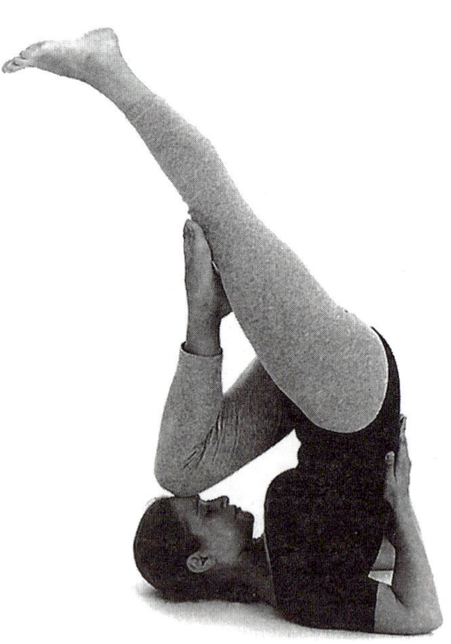

Después de hacer 16 respiraciones en la «Postura invertida», con cuidado levante una pierna recta, manteniendo el equilibrio, y coloque la rodilla sobre la planta del pie de la pierna flexionada. Permanezca en esta posición, contando las respiraciones, luego flexione la pierna recta y vuelva a apoyar la rodilla sobre la frente. Repita durante el mismo número de respiraciones con la otra pierna recta, luego vuelva a la «Postura invertida» y regrese desde allí a la posición «Inclinación pélvica» (véase página 153).

Pose de tranquilidad

Ésta es una postura maravillosa, con muchas de las ventajas de las posturas invertidas clásicas sin que resulte tan difícil mantenerla. Comience desde la posición «Libélula invertida» anterior. Con mucho cuidado, manteniendo el equilibrio, saque de debajo de la espalda el brazo que está del mismo lado que la pierna recta. Transfiera el peso de la pierna recta desde la rodilla opuesta hacia la palma de la mano libre. Enderece ese brazo. Haga una pausa para recuperar el equilibrio.

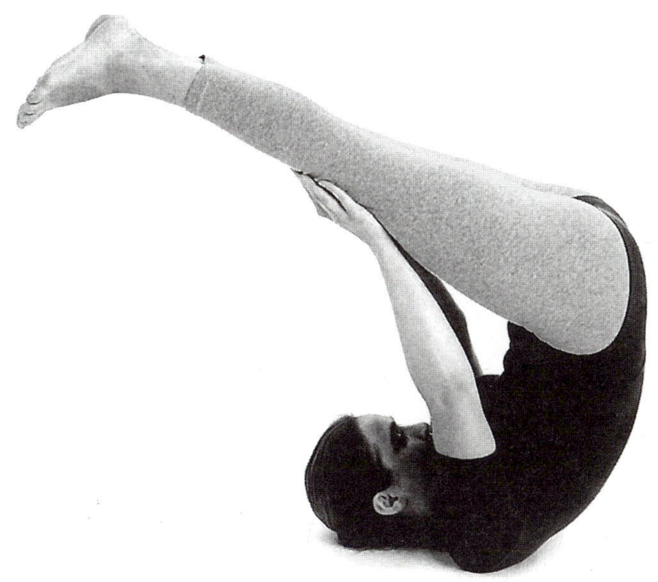

Luego saque la otra mano de debajo de la espalda y póngala en posición de recibir la rodilla flexionada, mientras la endereza. Enderece ambos brazos y ambas piernas. Ahora está en equilibrio sobre la «T» que forman los hombros y el cuello. Quizá necesite que un amigo le sostenga los dedos de los pies y le dé confianza. Permanezca en esta posición tanto tiempo como pueda, respirando con naturalidad y descansando profundamente.

Cuando esté preparado para salir de la postura, hágalo lenta y suavemente. Vuelva a la «Postura invertida» y luego a la de «Inclinación pélvica». Descanse allí un rato y deje que el corazón vuelva a su ritmo normal.

Quizá desee arquear la espalda y aliviar el cuello con la «Liberación arqueando la espalda» (véase capítulo 6), antes de tenderse en posición «Shavasana».

13
Mantener la mente en el cuerpo

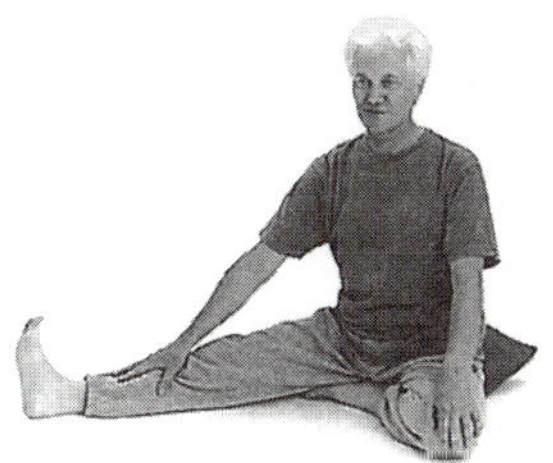

Respiración, meditación y relajación

Los ejercicios de respiración suelen realizarse después de los ejercicios físicos, aunque la conciencia de la respiración es siempre una parte integral del yoga. Sin embargo, algunos ejercicios de respiración vienen bien en un período de descanso, ya sea al comienzo –tal vez, para calmarse después de un día ajetreado– o en algún momento en mitad de una sesión cuando se necesita una pausa después de un ejercicio físico fuerte.

Acostado en Shavasana, observe el flujo natural de la respiración durante un rato. Luego profundice un poco la respiración, manteniéndola relajada. Si centrarse en la respiración le pone nervioso, deténgase. En cambio, lleve la mente hacia alguna parte de su cuerpo conectada con la respiración, como las fosas nasales, por ejemplo. Aquí puede sentir el aire entrando y saliendo.

Cuando vuelva a estar relajado, lleve nuevamente su atención hacia su respiración y profundícela un poco. Alterne entre atención sobre las fosas nasales y atención sobre la respiración, hasta que a su respiración deje de «darle vergüenza» sentirse observada. Cinco minutos –regularmente– es suficiente para comenzar. ¡Basta con mantenerse relajado!

Ésta es una buena práctica al comienzo de una sesión de yoga. La próxima etapa es prolongar la *espiración* un poco más que la *aspiración*. Puede contar lentamente mientras *aspira* y alargar un poco la cuenta cuando *espire*, siempre sin ningún esfuerzo. Cambiar los hábitos de respiración es un proceso lento.

Una vez que esté acostumbrado a aumentar la duración de la *espiración* a voluntad, encontrará que lo hace en forma automática cuando realice las posturas. Se suele estirar *hacia arriba* a lo largo de la columna vertebral cuando se *aspira* y luego se pasa a una *espiración* mucho más lenta. Éste llega a ser el modo natural de sincronizar respiración y movimiento.

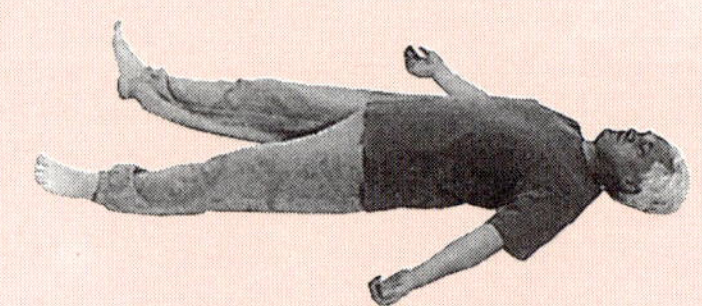

Posición inicial

Acostado en una buena posición Shavasana (véase capítulo 3 para instrucciones detalladas).

Respiración Hara

1 Desde Shavasana, flexione las rodillas y junte las plantas de los pies, lo más cerca posible de las nalgas. Deje que las rodillas caigan a los lados. Lleve los brazos hacia arriba por encima de la cabeza y cójase las manos sin apretar, varios centímetros por encima de la cabeza. Esta posición «abre» la parte frontal del cuerpo, tanto en el abdomen como en el pecho. Respire lenta y profundamente, sintiendo el movimiento de energía en el Hara (debajo del ombligo). Éste es un tipo de respiración revitalizante.

> **ATENCIÓN:** *Mantenga la cintura contra el suelo y el mentón metido hacia adentro, de modo que la columna vertebral esté estirada y relajada. Los codos deberían descansar sobre el suelo.*

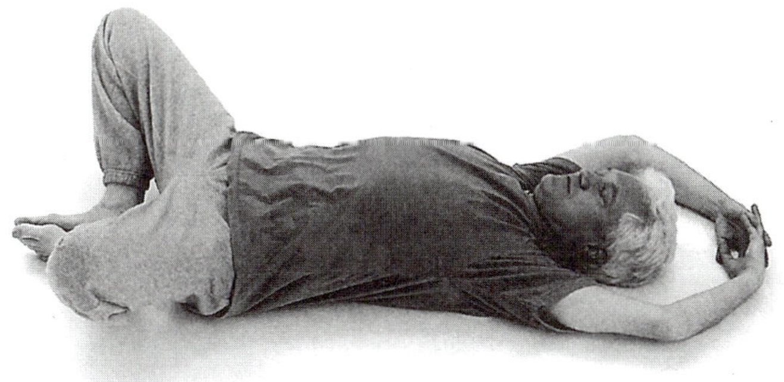

2 Si los músculos pectorales (pecho) están muy tensos, los codos pueden elevarse del suelo cuando se coja las ma-

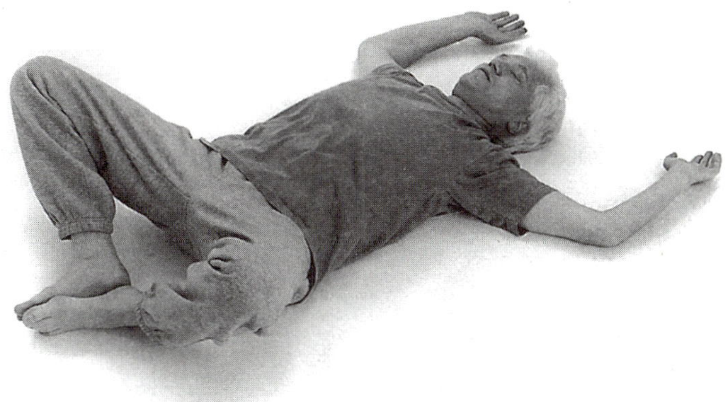

nos. Si ocurre eso, suelte las manos y relájelas a ambos lados de la cabeza. ¡La «Postura universal» (véase capítulo 5) hace maravillas sobre los músculos tensos de los hombros y del pecho!

Respiración del corazón

Después de practicar la «Respiración Hara» durante unos minutos, cambie la posición de las rodillas y de los pies. Junte las rodillas (suavemente) y plante los pies lo más separados posible, junto a las nalgas. Esta posición «cierra» la zona abdominal, de modo que la energía se concentra sólo en la zona del corazón. Respire hondo y sentirá que le invade una maravillosa sensación de paz. Al cabo de un rato, vuelva a la Shavasana durante un momento, antes de continuar con la sesión de yoga.

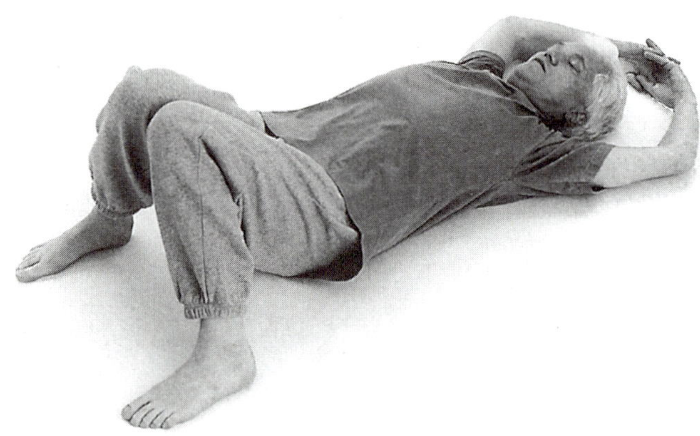

Como con la «Respiración Hara», cambie la posición del brazo si se siente sobreestirado con las manos cogidas. Aflójelas y sepárelas. Estos dos ejercicios de respiración pueden ser una pausa natural entre secuencias dinámicas.

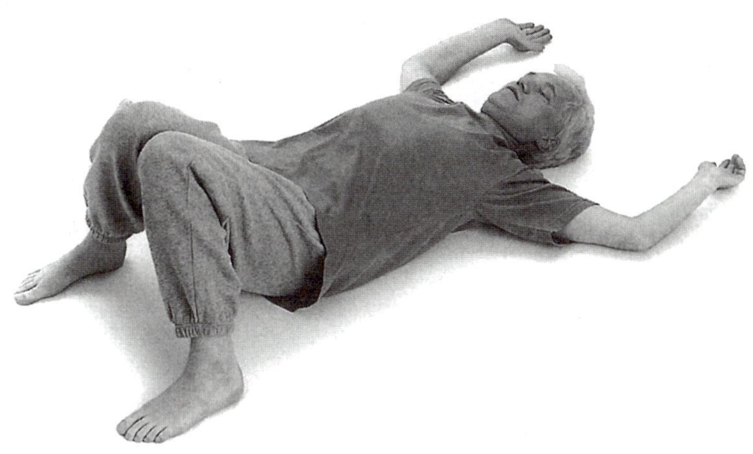

Los ejercicios de respiración formales y la meditación se realizan en posición sedente con la columna vertebral muy recta. Es de suma importancia estar cómodo mientras se permanece inmóvil durante algún tiempo. La postura Vajrasana, con un cojín para suavizar el contacto entre los pies y el suelo, es una buena solución. No es ideal, porque –como con la «Respiración del corazón»– el abdomen está «cerrado» debido a la posición, por lo que la energía no puede fluir tan libremente como debería. Sin embargo, es adecuada para aprender y practicar técnicas de respiración hasta llegar a dominar la postura Siddhasana.

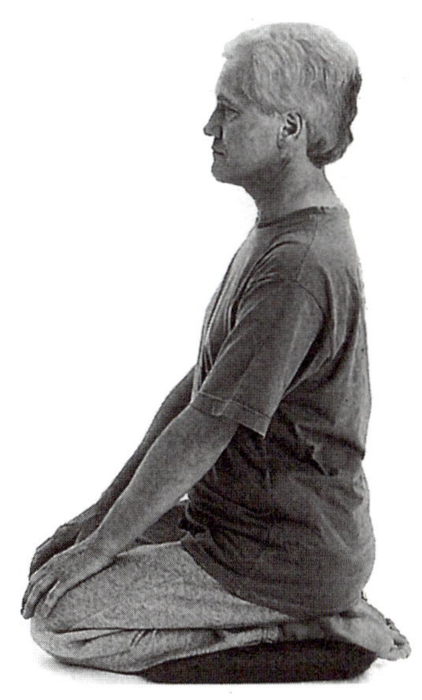

Siddhasana

Ésta es una de las posturas clásicas para ejercicios de respiración y meditación. Vale la pena perseverar en su aprendizaje, pues resulta sumamente cómoda y segura una vez que se domina. En esta postura el abdomen y el pecho están «abiertos», de modo que la energía puede fluir libremente. Es probable que necesite un cojín.

Las etapas a medio camino son bastante fáciles.

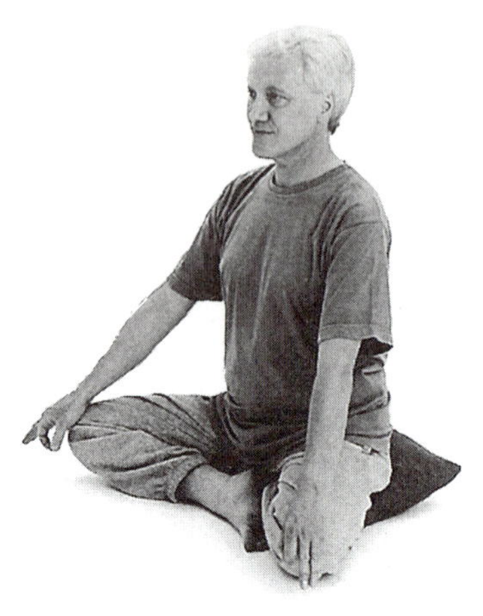

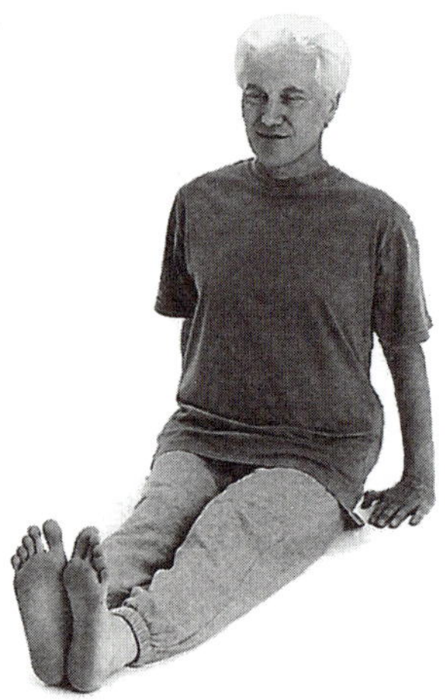

1 Siéntese sobre un cojín en Dandasana (esto se describió con detalle en el capítulo 3).

2 Preparación para Siddhasana: desde Dandasana, separe bien las piernas y siéntese erguido.

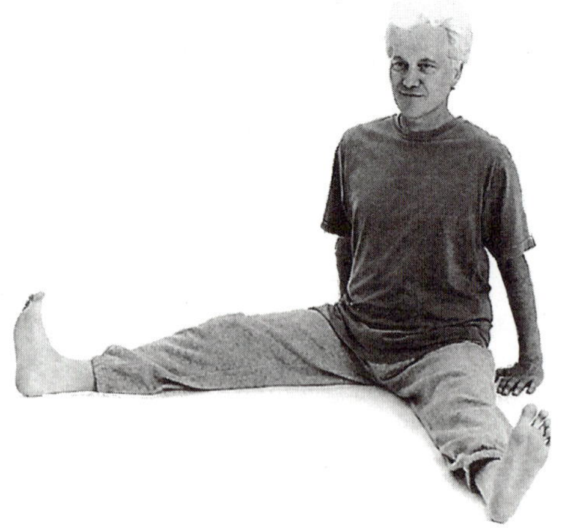

3 Sin dejar de mantenerse bien erguido, flexione la rodilla izquierda y lleve la planta del pie izquierdo contra la parte superior del muslo derecho, con el talón presionando en la base de la pelvis.

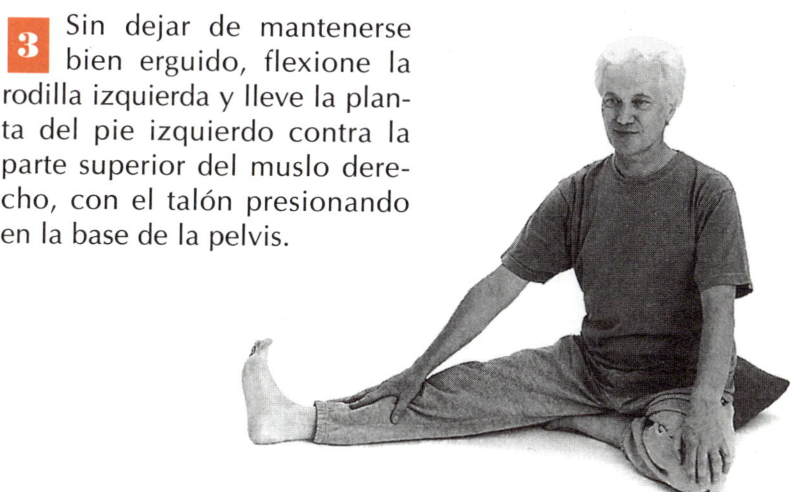

ATENCIÓN: *La rodilla flexionada debería estar siempre en contacto con el suelo. Si no lo está, siéntese sobre más cojines y/o en bloques de gomaespuma firme hasta que lo esté.*

En esta posición puede hacer ejercicios de respiración de manera muy satisfactoria. Alterne el pie que lleve contra el cuerpo. Practique en cualquier momento en que esté relajándose en casa, por ejemplo, mientras mira televisión sentado en el suelo. ¡Por lo general, los yogis se sientan en el suelo porque lo encuentran cómodo!

ATENCIÓN: *Antes de instalarse para practicar respiración, meditación o relajación, abríguese o tenga una manta a mano. La temperatura corporal descenderá y si siente frío la concentración se verá perturbada. ¡Prepárese antes para evitarlo!*

4 Para entrar plenamente en la posición Sidhasana, flexione la pierna estirada y lleve el pie hacia el cuerpo. Colóquelo delante de usted y tocando su otro pie, de modo que ambos talones estén centrados y en línea, y ambas rodillas sobre el suelo. Arrástrese un poco hacia adelante, de manera de quedar casi sentado sobre la parte trasera del talón. Alterne el pie que coloca delante del cuerpo. Es probable que encuentre que un lado le resulta más fácil que el otro.

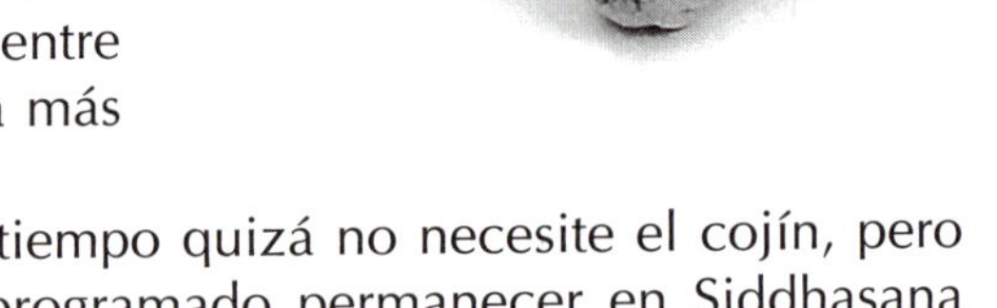

Al cabo de poco tiempo quizá no necesite el cojín, pero úselo cuando tenga programado permanecer en Siddhasana durante algún tiempo.

ATENCIÓN: *Una vez que se domina, la postura Siddhasana brinda una base tan firme que, con práctica, puede mantenerse cómodamente durante mucho tiempo, media hora o más. Literalmente, el cuerpo se mantiene erguido en Siddhasana, siempre que las rodillas descansen sobre el suelo. Siéntese sobre muchos cojines y/o bloques de gomaespuma firme cuando necesite llevar el peso del cuerpo hacia adelante sobre las rodillas, a fin de que estén en contacto con el suelo.*

Posición de la mano para Siddhasana

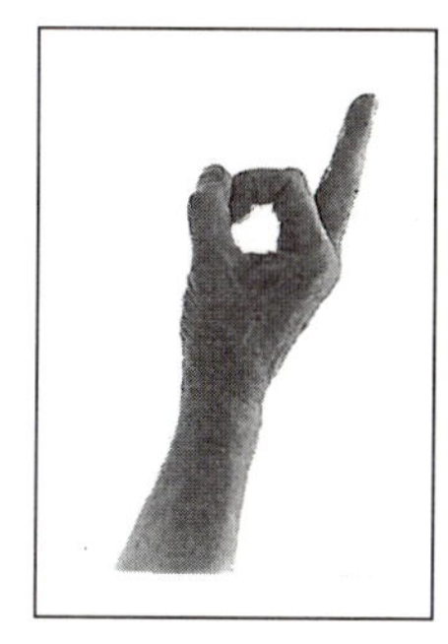

Esta postura es «autocontenida», de modo que la energía se acumula en el cuerpo y no puede escapar. Por consiguiente, la posición de las manos es muy importante.

Coloque la uña del dedo índice detrás de la articulación de la parte superior del pulgar para formar un círculo de energía. Mantenga los otros tres dedos estirados y juntos. En esta posición, coloque la mano izquierda con la palma hacia abajo sobre la rodilla o el muslo izquierdo. La mano derecha puede estar ocupada en la «Respiración de fosa nasal alterna» (véase debajo). Si no lo está, colóquela sobre la rodilla o el muslo derecho en la misma posición que la izquierda.

Respiración de fosa nasal alterna

Éste es un buen ejercicio respiratorio de purificación y equilibrio. Es un buen preludio para la relajación profunda en Shavasana, o para la meditación en posición sedente. Usará la mano derecha para controlar el flujo de aire a través de las fosas nasales.

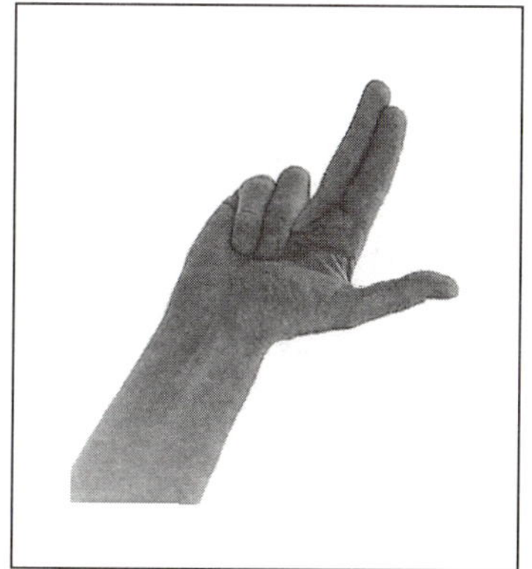

Levante la mano derecha, con los dedos índice y medio juntos y estirados, y los dedos anular y meñique doblados hacia la palma. Coloque los dedos estirados sobre su frente, con el pulgar junto a la fosa nasal derecha y el dedo anular junto a la fosa nasal izquierda.

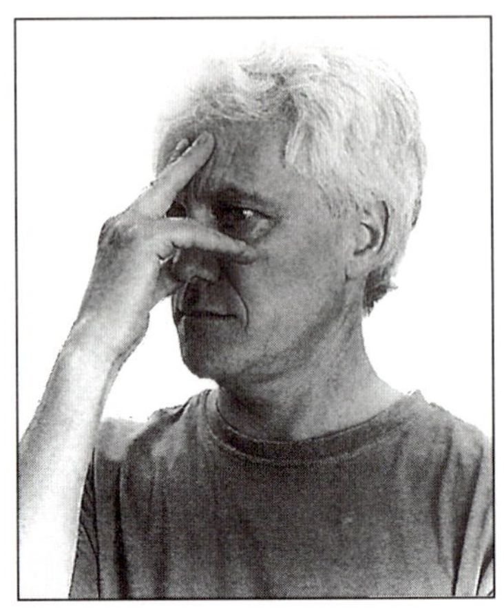

RESPIRE DE LA MANERA SIGUIENTE:

Aspire

Cierre la fosa nasal derecha con el pulgar
y *espire* sólo a través de la fosa
nasal izquierda.

Vuelva a *aspirar* sólo a través de la fosa nasal
izquierda.

Cierre la fosa nasal izquierda con el dedo anular
y abra la fosa nasal derecha.

Espire sólo a través de la fosa nasal derecha.

Aspire sólo a través de la fosa nasal derecha.

Con esto se completa una serie.

Lleva un poco de tiempo conseguir que los dedos y la respiración trabajen de manera coordinada. ¡Hágalo lentamente! Llegue a acostumbrarse a sentarse y respirar después del trabajo de posturas. Respire naturalmente durante unos minutos y luego practique unas series de «Respiración de fosa alterna», sólo 2 o 3 minutos para comenzar. Muy pronto se sentirá sereno y centrado.

ATENCIÓN: *Si su mente comienza a vagar, puede empezar a adoptar una postura encorvada y la frente se inclinará sobre los dedos estirados. Vuelva a llevarla hacia arriba con los dedos. ¡Esto restablecerá la concentración!*

Después de haber terminado la práctica de respiración, puede sentarse para entregarse a la meditación o acostarse para realizar una relajación. La única diferencia es si la columna vertebral está vertical (meditación) u horizontal (relajación). Usted hará exactamente lo mismo: estará «manteniendo la mente en el cuerpo» mientras su cuerpo permanece inmóvil, su respiración es natural y su mente está despierta y relajada.

Para la meditación, siéntese en Siddhasana (o Vajrasana) sobre un cojín. Cierre los ojos.

Shavasana para relajación profunda

1 Antes de acostarse póngase más ropa. (Véase capítulo 3 para instrucciones detalladas sobre Shavasana). Recuerde que estará acostado en el suelo completamente inmóvil durante 10-15 minutos. Si esta posición le resulta incómoda, puede colocar un cojín estratégicamente. (Véase página opuesta.)

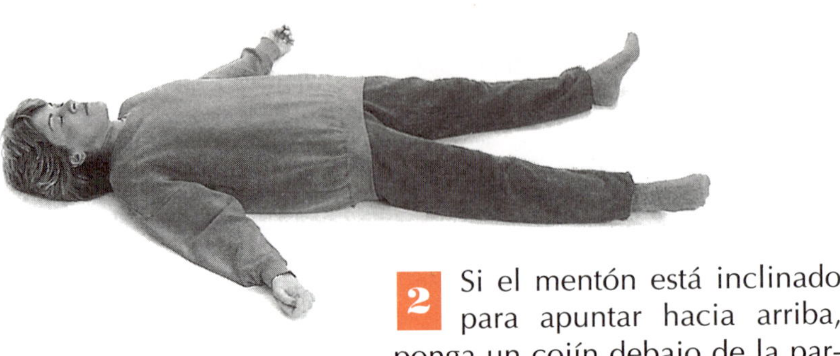

2 Si el mentón está inclinado para apuntar hacia arriba, ponga un cojín debajo de la parte trasera de la cabeza para levantarla. Haga una *aspiración* profunda y, cuando *espire*, meta el mentón hacia adentro para estirar la parte trasera del cuello.

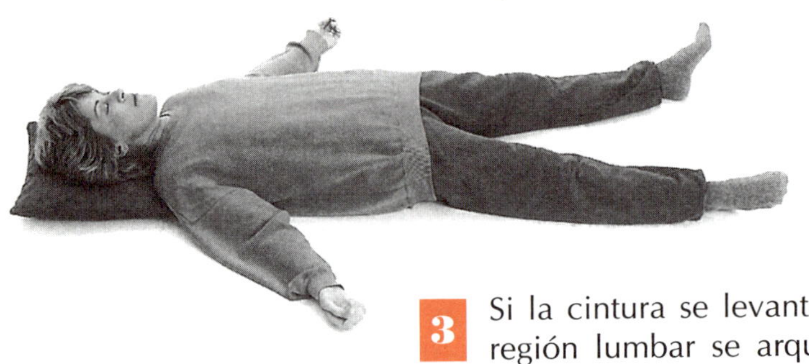

3 Si la cintura se levanta y la región lumbar se arquea, y ello le produce dolor de espalda, coloque un cojín debajo de las rodillas o de los muslos. *Aspire* hondo y, cuando *espire*, presione la cintura contra el suelo.

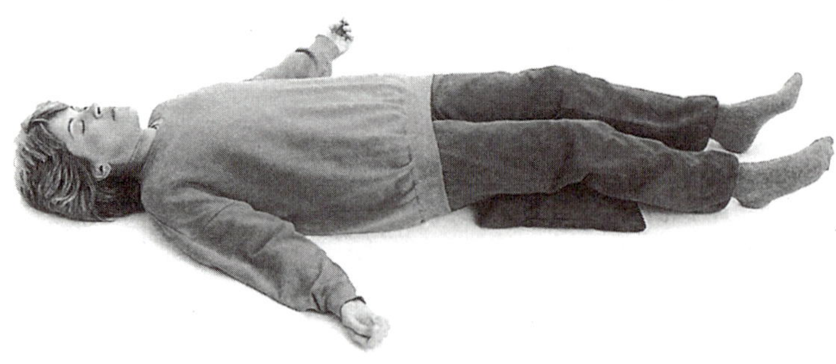

Meditación/relajación profunda

SIÉNTESE O ACUÉSTESE CÓMODO
CIERRE LOS OJOS

PASO 1
Cierre los ojos y mantenga los globos oculares lo más
inmóviles posible. La inmovilidad en el cuerpo,
especialmente en los ojos, lleva inmovilidad a la
mente.

PASO 2
Desplace su atención desde los globos oculares
hacia su cuerpo.
Conecte con muchas partes diferentes
de su cuerpo, una a la vez.
Observe la inmovilidad de su cuerpo.

PASO 3
Desplace la atención hacia su respiración.
Respire naturalmente, manteniendo la mente
centrada en el proceso de respiración.
Observe la sensación cuando el aire entra por
las fosas nasales desde fuera de su cuerpo.
Observe el paso del aire entrando a sus pulmones
y volviendo a salir.

PASO 4
Encuentre su centro inmóvil en el espacio
de su corazón.
Vea allí una pequeña llama que arde.
Arde ininterrumpidamente, sin movimiento.
Observe esa llama durante un rato.

PASO 5
Encuentre paz dentro y alrededor de usted.
Esté agradecido por haber encontrado paz dentro
de su propio yo.
Reconózcala.
Sepa que está siempre allí para usted, toda vez que
la necesite.

VUELVA AL PASO 4
Vuelva a observar la llama durante un rato.

VUELVA AL PASO 3
Vuelva a observar su respiración durante un rato.

VUELVA AL PASO 2
Vuelva a ser consciente de su cuerpo.
Cuando esté preparado, mueva los dedos de las manos
y de los pies.
Haga girar las muñecas, los tobillos y el cuello.
Estire lenta y suavemente.

VUELVA AL PASO 1
Abra los ojos.
Mire a su alrededor.
Incorpórese lentamente (si está acostado).

«CIERRE» RITUAL
Lleve las manos a la posición de «saludo indio»,
con los pulgares hacia el corazón.
Lleve las manos al suelo para «conectarse con
la tierra», en el «Estiramiento de hinojos».
Antes de levantarse asegúrese de que está
bien despierto.

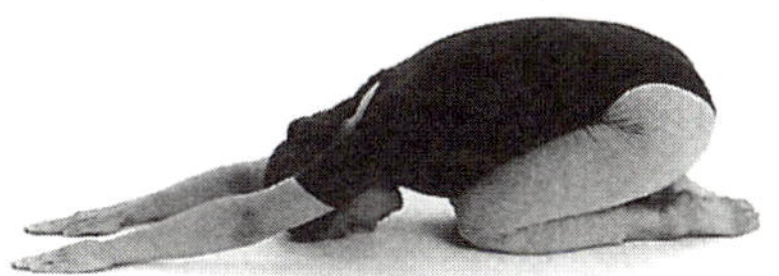

Desde la posición anterior, verá que no hay ningún «pensamiento», sólo observar, sentir y visualizar. ¡Esto da a la mente un maravilloso descanso! Si los pensamientos le interrumpen, no los combata. ¡Limítese a mirarlos con calma hasta que se vayan, avergonzados!

A veces se producen discernimientos repentinos. Póngalos por escrito antes de que se le olviden, pues pueden provocar cambios profundos en sus actitudes y percepciones.

Trabaje un tiempo con los «pasos» precedentes, saliendo siempre en sentido inverso. Pronto llegarán a resultarle tan familiares que los seguirá automáticamente en cuanto se instale cómodamente.

ATENCIÓN: *Tenga cuidado de esperar varios minutos después de abrir los ojos antes de abandonar el lugar en que practica el yoga. Nunca debería salir precipitadamente y pasar de inmediato a alguna otra actividad, pues se sentirá horriblemente crispado. ¡Es verdaderamente peligroso subirse a un coche de un salto y ponerse a conducir sin estar despierto del todo!*

¡DISFRUTE SU YOGA!

Índice

TERCERA PARTE
Zonas específicas

Conozca las técnicas y ejercicios esenciales que le permitirán acceder a la paz espiritual y corporal.

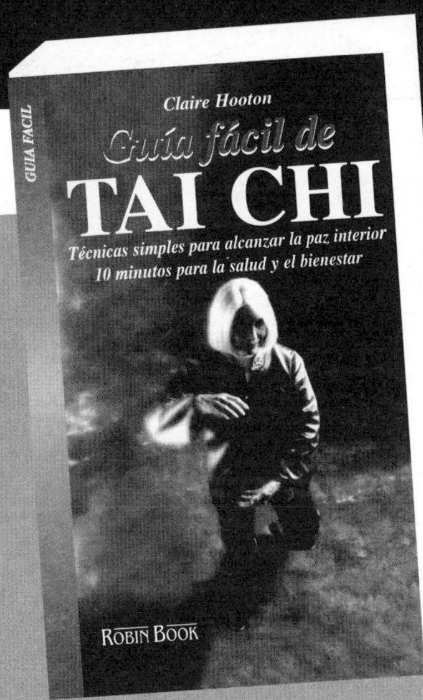

Esta obra constituye un tratado fundamental para adentrarse en el conocimiento práctico de una de las artes terapéuticas más indicadas para combatir el estrés y las ansiedades que provoca el ritmo frenético de la vida actual. Gracias a las precisas instrucciones que este libro ofrece sobre los veinte movimientos básicos del estilo Yang del Tai Chi, complementadas mediante una profusa información visual, conseguirá iniciarse en la práctica de uno de los sistemas más antiguos y efectivos para lograr el equilibrio físico y espiritual.

- Domine las secuencias básicas de movimientos del Tai Chi.
- Mejore su equilibrio y flexibilidad.

Ilustrado
ISBN: 84-7927-216-3

Una obra para practicar, paso a paso, el arte y la ciencia del milenario arte chino del Qi Gong desde el principio. Ayudados de la calma, el sosiego y la paz interior que proporcionan los ejercicios de Qi Gong que se explican en este libro, todos podrán mejorar su capacidad para la relajación y el disfrute de una vida más sana y saludable tanto física como emocionalmente.

- Los remotos orígenes y los beneficios para la salud del Qi Gong.
- Entrenamiento para la práctica del Qi Gong.
- Cómo liberar la energía corporal para mejorar la salud.
- Técnicas sencillas para liberarse del estrés.
- Aplicaciones útiles en la vida cotidiana.

Ilustrado
ISBN: 84-7927-435-2

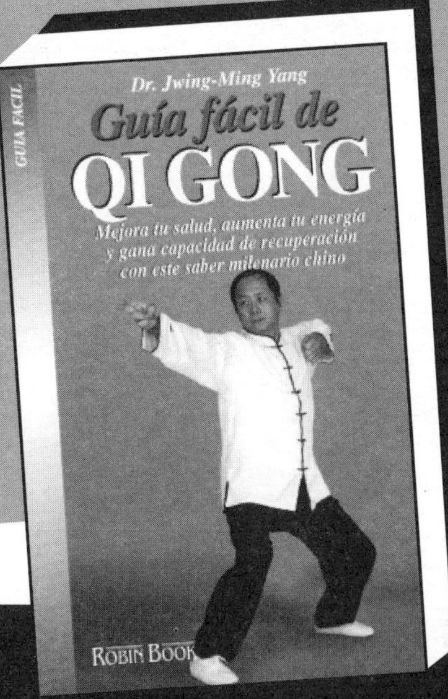

Ocho ejercicios prácticos para mejorar la salud y aumentar la energía vital con el Qi Gong.